Peter Walosek (Hrsg.) · Ute Brode · Harald Schmechel

100 Fragen zum Diabetes mellitus im Alter

Peter Walosek (Hrsg.) · Ute Brode · Harald Schmechel

100 Fragen zum Diabetes mellitus im Alter

Unter Mitarbeit von:
Stefan Fischer (Kronach)
Kai Fötsch (Hamburg)
Alexander Friedl (Stuttgart)
Heinz-Dieter Hoppe (Quedlinburg)
Sonja Musso (Hennef)
Andreas Pfützner (Mainz)
Ute Schubert (Warendorf)
Peter Slonina (Plauen)
Ute Weritz (Warendorf)
Jürgen Wernecke (Hamburg)
Erika Weyh (Rotenburg/F.)
Christine Wurzbacher (Bonn)

BRIGITTE KUNZ VERLAG

Bibliografische Information der Deutschen Nationalbibliothek
Die Deutsche Nationalbibliothek verzeichnet diese Publikation in der Deutschen Nationalbibliografie; detaillierte bibliografische Daten sind im Internet über http://dnb.ddb.de abrufbar.

ISBN 978-3-89993-485-4

Der Herausgeber:
Dipl.-Päd. Peter Walosek (Gesamtorganisation) für den Arbeitskreis **FoDiAl**
Fabristraße 50
53225 Bonn
walosek@fodial.de bzw. info@fodial.de

Der Arbeitskreis **FoDiAl** wurde 2002 auf Initiative der Deutschen-Diabetes-Stiftung innerhalb der Arbeitsgemeinschaft Diabetes und Geriatrie der Deutschen Diabetes-Gesellschaft (DDG) gegründet. Er hat das Ziel, die Versorgung älterer pflegebedürftiger Menschen mit Diabetes mellitus zu verbessern. Die aktiven Mitglieder von **FoDiAl** sind Ärzte (aus Klinik, Praxis und medizinischen Institutionen), Dozenten und Pädagogen (Altenpflege-Seminare, Diabetes-Seminare), Altenpfleger/-innen (Ausbildung, Pflege) und Diabetesberater/-innen.
Alle Team-Mitglieder haben gemeinsam das strukturierte Schulungsprogramm für Altenpflegekräfte erarbeitet: Fortbildung Diabetes in der Altenpflege – **FoDiAl**
Weitere Informationen unter www.fodial.de

Brigitte Kunz Verlag

Satz: PER Medien+Marketing GmbH, Braunschweig
Druck: Druck Thiebes GmbH, Hagen

Inhalt

Vorwort

Die Deutsche Diabetes-Stiftung (DDS) hat schon vor Jahren die demografische Entwicklung und die damit verbundenen Herausforderungen in unserer Gesellschaft vorausgesehen und sich verstärkt dem Thema »Diabetes im Alter« zugewandt. Die im Jahre 2002 auf Initiative der DDS gegründete *Arbeitsgemeinschaft Diabetes und Geriatrie der DDG* möchte vor allem die Wünsche, Bedürfnisse, Fähigkeiten und Notwendigkeiten des älter werdenden Menschen mit Diabetes ganz besonders berücksichtigen.

Mit **FoDiAl** wird ein strukturiertes, zertifiziertes Programm zur Fortbildung für Fachkräfte der Altenpflege angeboten, die Verständnis für und Sicherheit im Umgang mit alten Menschen mit Diabetes mellitus nachweisen möchten. Sicherheit auch in Notfällen – wie Unter- und Überzucker, beim Einsatz antidiabetischer Medikamente und in der Beurteilung von Ernährungsfehlern. Eine sichere, kompetente pflegerische und ärztliche Betreuung fokussiert eine gute Lebensqualität für Menschen mit Diabetes – auch im hohen Lebensalter. Durch diese bestmögliche individualisierte Betreuung werden Spätschäden, damit der Verlust der Autonomie und Einbußen der körperlichen und geistigen Leistungsfähigkeit, verhindert bzw. erheblich verzögert.

»100 Fragen zum Diabetes im Alter« des Arbeitskreises FoDiAl gibt allen Pflegekräften, aktuell und Leitlinien-orientiert, Antworten auf die wesentlichen Fragen im täglichen Pflegealltag – schnell, verlässlich und kompetent.

Auf der Grundlage des strukturierten und evaluierten Fortbildungsprogramms **FoDiAl** fasst dieses Buch alle relevanten Fragen und deren Beantwortung zusammen. Mögen es viele Ratsuchende als eine große Hilfe im Umgang mit und der Betreuung von betagten Menschen mit Diabetes nutzen können.

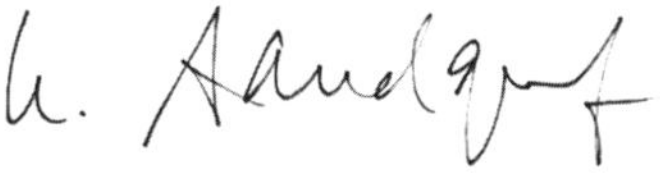

Prof. Dr. Rüdiger Landgraf
Vorsitzender des Vorstands Deutsche Diabetes-Stiftung

FoDiAl ist das Ergebnis der Allianz in der geriatrischen Diabetologie – zum Wohle des alten Menschen mit Diabetes:
Fortbildung Diabetes in der Altenpflege – **FoDiAl**: www.fodial.de
Arbeitsgemeinschaft Diabetes und Geriatrie der DDG: www.diabetes-im-alter.de
Deutsche Diabetes-Stiftung (DDS): www.diabetesstiftung.de
Deutsche Diabetes-Gesellschaft (DDG): www.deutsche-diabetes-gesellschaft.de

1 Diabetes mellitus im Alter – grundlegendes Wissen

1. Frage: Diabetes mellitus – was heißt das eigentlich?

Diabetes mellitus wird auch Zuckerkrankheit oder »honigsüßer Durchfluss« genannt (griechisch διαβήτης, von altgriechisch διαβαίνειν, »hindurchgehen«, »hindurchfließen« und lateinisch *mellitus,* »honigsüß«). Es ist die Bezeichnung für eine Gruppe von Stoffwechselkrankheiten, die deren ursprüngliches Hauptsymptom – die Ausscheidung von Zucker im Urin – beschreibt. So wurde bis ins späte 19. Jahrhundert die Diagnose eines Diabetes mellitus durch eine Geschmacksprobe des Urins gestellt: Der Harn von Personen mit Diabetes weist bei erhöhtem Blutzuckerspiegel einen durch den ausgeschiedenen Zucker süßlichen Geschmack auf. Bei Früherkennung des Diabetes und bei guter Behandlung ist der Harn oft zuckerfrei, und das Symptom »Harnzucker« hat seine Bedeutung in der Diagnostik verloren.
Inzwischen ist Diabetes mellitus in der Fachsprache der Sammelbegriff für verschiedene uneinheitliche Störungen des Stoffwechsels. Ihr Leitbefund ist eine Überzuckerung des Blutes – die Hyperglykämie. Ursache dafür sind entweder ein Insulinmangel, eine Insulinunempfindlichkeit (Insulinresistenz) oder beides gleichzeitig. Je nach Ursache gibt es unterschiedliche Diabetestypen, die jedoch verbindende Gemeinsamkeiten aufweisen.

2. Frage: Welche Formen von Diabetes mellitus gibt es?

Unter dem Begriff Diabetes mellitus werden zwei grundsätzlich verschiedene Erkrankungen zusammengefasst:

- der seltenere, meist im jüngeren Lebensalter auftretende Typ-1-Diabetes,
- der häufige, im mittleren und überwiegend im höheren Lebensalter auftretende Typ-2-Diabetes.

Der Typ-1-Diabetes ist durch Zerstörung der Insulin-produzierenden Zellen der Bauchspeicheldrüse und einen dadurch bedingten, schnell einsetzenden völligen Mangel an Insulin gekennzeichnet. Ein Mensch mit Typ-1-Diabetes muss mit Insulin behandelt werden. Er ist im Gegensatz zum Typ-2 auf eine kontinuierliche Insulinversorgung absolut angewiesen. Das Auftreten eines Typ-1-Diabetes ist grundsätzlich bis ins hohe Alter möglich.

Einen Typ-2-Diabetes kennzeichnen zwei Eigenschaften:

1. **vermindertes Ansprechen der Körperzellen auf Insulin (Insulinresistenz).** Dies führt zu einer kompensatorischen Steigerung der Insulinsekretion (Hyperinsulinämie). Der Typ-2-Diabetiker produziert in seiner Bauchspeicheldrüse also nicht zu wenig Insulin, sondern eher viel Insulin, das aber in der Körperperipherie keine ausreichende Wirkung zeigt.
2. **Störung der Insulinsekretion**. Sobald in einem gesunden Organismus eine kohlenhydratreiche Mahlzeit in den oberen Dünndarm gelangt, wird über das Darmhormon GLP-1 eine schnelle Insulinantwort eingeleitet, die sogenannte Erste-Phase-Sekretion. Beim Typ-2-Diabetes findet diese nicht statt. Die Insulinsekretion aus den Beta-Zellen der Bauchspeicheldrüse läuft träge an und erreicht erst später das erforderliche Niveau. Der Blutzuckerspiegel steigt dadurch auf weit höhere Werte und sinkt verspätet auf den Ausgangsbereich ab.

Weil der Typ-2-Diabetiker durchaus noch über eigenes Insulin verfügt, kann seine Erkrankung oft noch lange mit Tabletten behandelt werden (Orale Antidiabetika). Es gibt darunter Medikamente, welche die Ansprechbarkeit auf Insulin erhöhen, und solche, die die Bauchspeicheldrüse zur Insulinausschüttung anregen. Im Verlauf von Jahren versiegt aber oft die Insulinsekretion. Dann benötigt der Typ-2-Diabetiker eine Insulintherapie.

3. Frage: Wie oft tritt ein Diabetes mellitus auf?

Der Typ-2-Diabetes, der früher auch »Altersdiabetes« genannt wurde, ist eine echte Volkskrankheit. Seine Häufigkeit nimmt mit dem Alter zu und besteht praktisch bei jedem dritten Bewohner von Seniorenheimen.

- In der Gesamtbevölkerung sind ca. 10 % betroffen.
- Bei den 65–69-Jährigen sind es 16–22 %.
- Bei den Pflegebedürftigen im ambulanten wie stationären Bereich sind 33 % betroffen.

4. Frage: Was sind geriatrische Syndrome?

Geriatrische Syndrome sind typische Funktionsstörungen, die bei älteren Klienten auftreten, auch in Kombination mit Diabetes mellitus. Sie können durch verschiedene Krankheiten verursacht sein. Geriatrische Syndrome sind beispielsweise Bewegungseinschränkungen, Seh- und Hörbehinderungen, Sprech- und Sprachstörungen, Schwindel, Instabilität – damit ist nicht nur eine Gang- und Standunsicherheit, sondern auch eine unsichere Stoffwechselsituation gemeint –, Inkontinenz, Funktionsstörungen von Herz, Lunge und Nieren, chronischer Schmerz, Depressionen, Schlafstörungen, Verwirrtheit, Unterernährung, Exsikkose, Obstipation, ärztlich bzw. medikamentös bedingte Störungen. Ein Diabetes mellitus kann bei instabiler Stoffwechselsituation durch Über- oder Unterzuckerung die geriatrischen Syndrome auslösen oder verstärken.

5. Frage: Was ist ein sogenanntes Frailty-Syndrom?

Frailty ist das englische Wort für Gebrechlichkeit. Mit dem englischen Begriff wird in der medizinischen Nomenklatur neuerdings ein Zustand beschrieben, in dem altersoder inaktivitätsbedingt eine verminderte Muskelmasse (Sarkopenie) und Entzündungsvorgänge die zentralen Probleme sind.
Frailty-Syndrom steht für:

- körperliche Schwäche, Mobilitätsverlust, Gangunsicherheit und erhöhtes Sturzrisiko,
- einen geringen Energieverbrauch, Unterkühlung, Appetitverlust, zu geringe Nahrungsaufnahme und dadurch Mangelernährung,
- eine beschleunigte Demineralisierung der Knochen durch Inaktivität (Osteoporose) und erhöhtes Fraktur-Risiko.

Normalerweise ist die Muskulatur ein Speicher für Eiweiß, Energie, Wasser und Mineralien. Ist die Muskelmasse reduziert, hat der Körper Eiweiß, Mineralstoffe und Vitamine verloren. Kommt der Organismus nun in eine Stress-Situation – z. B. durch einen fieberhafter Infekt, eine Operation, eine diabetische Entgleisung –, hat der Körper »keine Reserven« und ist schnell destabilisiert. Für den Heilungsprozess besteht dann vor allem ein erhöhter Bedarf an Eiweiß, Zink und Vitamin C. Der Weg zurück in die körperliche Integrität ist sehr schwer und langwierig. Damit sinkt die Lebensqualität und das Risiko für Pflegeabhängigkeit und es steigt die Mortalität.

6. Frage: Wie funktioniert Insulin im Stoffwechsel?

Insulin ist ein lebensnotwendiges Hormon, das den Transport von Traubenzucker aus dem Blut in die Körperzelle ermöglicht. Seine Funktion kann man sich wie einen

Schlüssel vorstellen, der die Zelle für Traubenzucker »aufschließt«. Der Blutzucker sinkt dadurch ab. In der Zelle wird Zucker zu Energie und Kohlendioxid verstoffwechselt oder, wenn gerade weniger Energie benötigt wird, in Stärke (Glykogen) umgewandelt und gespeichert.
Von zentraler Bedeutung für die Krankheit Typ-2-Diabetes ist die sogenannte Insulinresistenz, d. h. eine Unempfindlichkeit der Körperzellen für Insulin sowie eine Störung der frühzeitigen Insulinsekretion unmittelbar nach der Nahrungsaufnahme. Beide Störungen führen zu einem länger anhaltenden Blutzuckeranstieg nach dem Essen. Um diesen Anstieg zu kompensieren, muss die Bauchspeicheldrüse in einer späteren Phase mehr Insulin produzieren.
Wenn der betroffene Mensch älter oder körperlich träger wird und/oder an Gewicht zunimmt, verstärkt sich die Insulinresistenz. Die jahrelang zu Höchstleistungen gezwungene Bauchspeicheldrüse bricht schließlich zusammen und kann den Mehrbedarf an Insulin nicht mehr ausgleichen. Nach Jahren bereits bestehender Stoffwechselstörung steigt dann der Blutzucker durch die fehlende Insulinwirkung und/oder durch einen Insulinmangel nach dem Essen an. Oft wird dann erst die Diagnose gestellt.
Beim Typ-2-Diabetes besteht somit über lange Zeit noch eine eigene Insulinproduktion, sodass mit körperlicher Aktivität, einer gesunden Mischkost und später mit Oralen Antidiabetika (OAD) eine ausreichend gute Stoffwechselsituation erreicht werden kann.

7. Frage: Was ist das Metabolische Syndrom?

Man versteht darunter die Kombination aus Körperstammfettsucht (abdominelle Adipositas), Bluthochdruck, Fettstoffwechselstörung und Typ-2-Diabetes. Zusammen bilden sie ein sogenanntes tödliches Quartett.
Ursache für alle diese Teilkomponenten ist die Insulinresistenz, d. h. eine mangelnde Ansprechbarkeit der Körperzellen auf Insulin. Der Typ-2-Diabetes ist fast immer die zuletzt auftretende Teilkomponente des Quartetts, sozusagen »die Spitze des Eisbergs«. Da die Entwicklung des Metabolischen Syndroms langsam, schleichend und symptomlos verläuft, wird der Beginn eines Diabetes mellitus vielfach nicht erkannt. Alle Komponenten des Metabolischen Syndroms wirken bereits gefäßschädigend. Somit entwickelt sich frühzeitig und parallel zur Entstehung eines Diabetes mellitus eine Arteriosklerose der mittleren und größeren Gefäße am Herzen, in den Nieren und den Beinen. Die dramatischen Folgen sind oft Herzinfarkt und Schlaganfall. Diese sind zu 80 % Ursache frühzeitiger Todesfälle bei Diabetes mellitus.

8. Frage: Welche Folgen hat ein erhöhter Blutzucker?

Über Monate und Jahre erhöhte Blutzuckerwerte schädigen vor allem die kleinen Blutgefäße und Nerven. Ursächlich dafür ist eine Art »Zucker-Verklebung«, die man in Form von verzuckerten Eiweißteilchen nachweisen kann.
Die Schäden an den Organen dieser Verklebung sind oft erst nach Jahren und Jahrzehnten nachweisbar. Es können aber bereits bei Diagnosestellung Folgeschäden vorliegen aufgrund einer schleichenden und nicht erkannten Diabetesentwicklung.
Ein im Durchschnitt über Wochen und Monate erhöhter Blutzucker lässt sich über den HbA1c-Wert ablesen, der den Grad der Verzuckerung des roten Blutfarbstoffs (Hämoglobin) angibt.

9. Frage: Welche Folgen hat ein zu niedriger Blutzucker?

Bei Menschen ohne Diabetes mellitus sinkt der Blutzucker normalerweise nicht unter 50 mg/dl bzw. 2,8 mmol/l ab. Bei Vorliegen eines Diabetes mellitus spricht man aus Sicherheitsgründen bereits bei Blutzuckerwerten unter 60 mg/dl bzw. 3,3 mmol/l von einer Unterzuckerung (Hypoglykämie).
Die körperlichen Zeichen einer Hypoglykämie können unterschiedlich sein. Auftreten können:

- Sprachstörungen,
- Heißhunger,
- Zittern,
- Schwitzen,
- Aggression,
- Verwirrtheit,
- Schwindel,
- Gangunsicherheit,
- Krämpfe und Koma.

Gefahren im Verlauf einer Hypoglykämie sind Unfälle mit Sturzfolge infolge unzureichender geistiger Funktionen bzw. durch einen Krampfanfall. Bei Bewusstlosigkeit und mangelnder Schluckfähigkeit kann es zur Aspiration kommen mit der Folge einer Lungenentzündung (Aspirationspneumonie).
Jede unklare Bewusstseinstrübung bei Diabetikern mit einer Medikation, die den Insulinspiegel anhebt, muss zunächst als Unterzuckerung gelten und als solche be-

handelt werden! Eine Unterzuckerung kann sogar die Zeichen eines Schlaganfalles oder eines Krampfanfalles imitieren!
Bei langdauernden bzw. sehr häufig wiederholten Unterzuckerungen und bei sehr tiefer Hypoglykämie sind irreversible Schädigungen des Gehirns nicht ausgeschlossen. Bei einer leichten Hypoglykämie ist keine Fremdhilfe erforderlich, der Klient kann sich selbst helfen. Ist er dazu nicht mehr in der Lage und braucht – bedingt durch den Unterzucker – Fremdhilfe, so spricht man von einer schweren Hypoglykämie. Eine Hypoglykämie kann sich sehr rasch entwickeln. **Nur solange der Patient noch schluckfähig ist, ist eine nicht-ärztliche Behandlung noch möglich.** Daher sind Therapiemaßnahmen so rasch wie möglich durchzuführen. Das heißt, dem Patienten muss sofort Traubenzucker oder 200 ml Fruchtsaft (kein Diätprodukt!) angeboten werden. Der Blutzucker wird erst danach kontrolliert und anschließend dokumentiert! **Das Prinzip: Erst essen, dann messen.**

10. Frage: Welche Aufgaben hat die Pflege bei Diabetes mellitus?

Pflegende übernehmen für ihre (oft nicht mehr voll verantwortlichen) Klienten

- die Umsetzung der ärztlichen Anweisungen,
- die Kontrolle über Wirkungen und Nebenwirkungen der Medikamente,
- die Dokumentation.

Pflegende müssen dafür Sorge tragen, dass ältere Klienten

- ihre Medikamente tatsächlich einnehmen,
- ihre Medikamente zum richtigen Zeitpunkt einnehmen,
- hinreichend Flüssigkeit zu sich nehmen.

Pflegende müssen (besonders bei Neu-Verordnung eines Medikaments)

- Nebenwirkungen von Medikamenten erkennen,
- subjektive Beschwerden der Klienten ernst nehmen,
- auf objektive Veränderungen achten,
- Beobachtungen sorgfältig dokumentieren,
- ggf. den Arzt informieren,
- dafür sorgen bzw. die Klienten dazu anregen, nach der Einnahme von Oralen Antidiabetika (OAD) bzw. nach der Injektion von Insulin ausreichend Kohlenhydrate zu essen (siehe Kapitel 5).

2 Diabetes mellitus und die AEDL/ABEDL

Wir beschränken uns im Folgenden auf jene AEDL, die für den älteren Menschen mit Diabetes mellitus von besonderer Bedeutung sind:

- Kommunizieren
- Sich bewegen
- Sich pflegen
- Essen und Trinken
- Ausscheiden
- Vitale Funktionen des Lebens aufrechterhalten

11. Frage: Welche Schwierigkeiten hat ein Mensch mit Diabetes bei der Kommunikation?

Ein stark schwankender Blutzucker, Unter- oder Überzuckerung beeinträchtigen die Kommunikationsfähigkeit – eine plötzlich auftretende derartige Störung sollte Anlass zur Stoffwechselkontrolle geben. Wenn ein Patient sich nicht selbst melden kann, wird aus einer leichten Unterzuckerung schnell eine lebensbedrohliche Stoffwechselentgleisung.

Auch beeinträchtigen stärkere Kommunikationsstörungen die Fähigkeit, Therapie und Stoffwechselkontrolle selbst zu übernehmen. Dann, wenn der ältere Diabetiker dafür aber noch eigenverantwortlich ist, sollten seine Fähigkeiten dazu regelmäßig überprüft werden.

12. Frage: Welche Schwierigkeiten und welche Einschränkungen seiner Beweglichkeit hat ein Mensch mit Diabetes?

Die Verminderung der körperlichen Beweglichkeit behindert die Fähigkeit zur Selbstversorgung. Für Menschen mit Diabetes mellitus kann dadurch die eigenständige Therapie, die Fußpflege und teilweise sogar das richtige Verhalten in Notfallsituationen, etwa bei Unterzuckerung, beeinträchtigt werden. Die Beweglichkeit wird häufig durch Schmerz-, Schlaf- und Beruhigungsmittel weiter eingeschränkt. Jedoch kann der Diabetes selbst, etwa bei Vorliegen diabetischer Nervenstörungen (Neuropathie), bei diabetischem Fußsyndrom (siehe Kapitel 7) oder bei Unterzuckerung, akute oder chronische Störungen der Beweglichkeit verursachen.

13. Frage: Welche Schwierigkeiten hat ein Mensch mit Diabetes bei der Selbstpflege?

Viele geriatrische Syndrome schränken die Fähigkeit, sich pflegen zu können, ein. Dies betrifft bei Menschen mit Diabetes mellitus auch die Fußpflege und erhöht damit das Risiko von unbemerkten Fußverletzungen und Druckgeschwüren und damit die Amputationsgefahr.

Ein chronisch erhöhter Blutzucker mit häufigem Wasserlassen und großen Urinmengen kann eine Inkontinenz provozieren oder verschlechtern. Dies wiederum fördert Hautinfektionen und Pilzbesiedlungen im Genitalbereich. Ein chronisch erhöhter Blutzucker lässt die Haut und Schleimhäute eintrocknen mit entsprechendem Juckreiz und der Gefahr von Infektionen durch Kratzverletzungen. Die Schutzfunktion der Haut wird vermindert und der Pflegebedarf erhöht, was viele Betroffene überfordert.

14. Frage: Welche Schwierigkeiten hat ein Mensch mit Diabetes bei Essen, Trinken und Ausscheidung?

Die Gefahr der Austrocknung, der Exsikkose, ist eines der gefährlichsten Syndrome nicht nur für Menschen mit Diabetes mellitus: Chronisch erhöhte Blutzuckerwerte oberhalb der Nierenschwelle führen zu einer vermehrten Wasserausscheidung und zur Förderung von Inkontinenz. Die Exsikkose schränkt die Nierenfunktion ein und führt zur Anhäufung bestimmter Diabetes-Medikamente im Organismus, evtl. mit lebensgefährlicher Unterzuckerungsgefahr. Eine Exsikkose kann auch die geistigen Fähigkeiten eines Klienten einschränken, Verwirrtheitszustände auslösen und zum Schlaganfall führen. Durch die Exsikkose mit konzentriertem, zuckerreichem Urin werden zudem Harnwegsinfekte gefördert. Exsikkose fördert auch die Obstipation. Durch Nervenschäden ist die Darmpassage ohnehin oft verlangsamt. Kommen diese Störungen zusammen, können lebensgefährliche Zustände eines Darmverschlusses (Ileus) entstehen. Die chronische Obstipation, Verstopfung, fördert die Stuhlinkontinenz und eine sogenannte Pseudodiarrhoe, also Durchfall, der durch Stuhlvergärung vor dem verstopften Enddarm entsteht und sich den Weg durch die Stuhlballen im Enddarm bahnt.

Im Gegensatz zu den etwas jüngeren Betroffenen sind geriatrische Menschen mit Diabetes mellitus insbesondere in der stationären Pflege nicht so sehr durch Übergewicht, sondern mehr durch Fehl- und Mangelernährung gefährdet. Durch unregelmäßige Nahrungsaufnahme kann der Blutzucker erheblich schwanken. Menschen unter Diabetesmedikation sind dabei sehr gefährdet für Hypoglykämien. Unterernährung ist zudem ein Risikofaktor für Dekubitus und mangelnde Wundheilung, auch beim diabetischen Fußsyndrom.

15. Frage: Welche Begleiterkrankungen gibt es bei Diabetes?

Für die vitalen Funktionen des Lebens sind die Organe Gehirn, Herz und Nieren entscheidend. Diabetes mellitus und seine Vorstadien schädigen diese Organe und ihre Funktionen über eine zunehmende Verengung der größeren arteriellen Gefäße (Arteriosklerose). Für diesen bereits im Vorstadium einsetzenden und im weiteren Diabetesverlauf anhaltenden Prozess sind als Risikofaktoren ein chronisch erhöhter Blutzucker, erhöhter Blutdruck und Fettstoffwechselstörungen verantwortlich.
Diese Gefäßschäden an den lebenswichtigen Organen Herz, Gehirn und Niere führen zu den klassischen Begleitkrankheiten wie Koronare Herzkrankheit (Angina pectoris und Herzinfarkt), Schlaganfall (Apoplexie), eine arteriosklerotisch bedingte Nierenfunktionseinschränkung und die periphere Durchblutungsstörung der Beine.

3 Medikamentöse Behandlung von Diabetes mellitus

16. Frage: Wann und durch wen wurde eine Therapie mit Insulin erstmals durchgeführt?

Die Insulintherapie wurde 1922 durch die kanadischen Ärzte Frederick Grant Banting und Charles Best eingeführt. Die Gewinnung von Insulin erfolgte aus den Bauchspeicheldrüsen von Rindern und Schweinen.
Insuline tierischer Herkunft unterscheiden sich in ihrem Aufbau vom menschlichen Insulin.
Seit 1980 steht Human (H)-Insulin zur Verfügung, das im Aufbau dem menschlichen Insulin entspricht. Es wird meist gentechnologisch hergestellt. Dieses Insulin ist für den Menschen kein Fremdeiweiß.
Seit 1996 stehen Insulin-Analoga (A) zur Verfügung. Hierbei handelt es sich um Insuline, die man durch Veränderungen an der Molekularstruktur des Insulins entwickelt hat. Das Ziel dabei: Das Wirkprofil etwa im Sinne einer besonders schnellen oder besonders langen und gleichmäßigen Wirkung zu verändern.

17. Frage: Wie wirkt Insulin?

Insulin ist das einzige Hormon in unserem Körper, das den Blutzucker senken kann. Es ist eine Eiweißverbindung und gehört zu den Peptidhormonen. Insulin wird in den Langerhansschen Inselzellen der Bauchspeicheldrüse hergestellt.
Nach einer Mahlzeit steigt der Blutzuckerspiegel sprunghaft an und übersteigt den oberen Sollwert u. U. erheblich (bis über 200 mg/dl bzw. 11,1 mmol/l). Als Antwort wird Insulin ins Blut ausgeschüttet. Es senkt den Blutzuckerspiegel recht schnell, denn viele lebenswichtige Funktionen sind an einen im Normbereich befindlichen Blutzuckerzwischen 60 und 120 mg/dl (3,3–6,6 mmol/l) gebunden.
Der Zuckertransport in die Körperzelle ist eine der wichtigsten Voraussetzungen für die Aufrechterhaltung des Stoffwechsels und die Funktion der Organe.

Tabelle 1: Insulingesteuerte Stoffwechselvorgänge

Gewebe	Insulin fördert und erhöht (anabole Wirkung) die/den	Insulin hemmt und vermindert (antikatabole Wirkung) den/die
Muskulatur	• Zuckeraufnahme in die Zellen • Stärkebildung (Glykogensynthese) • Zuckerabbau (Glykolyse) • Eiweißaufnahme in die Zelle • Eiweißneubildung (Proteinsynthese)	• Stärkeabbau (Glykogenolyse) • Eiweißabgabe ins Blut • Eiweißabbau (Proteolyse)
Leber	• Zuckeraufnahme in die Zellen • Stärkebildung (Glykogensynthese) • Fettsäureneubildung (Lipogenese)	• Zuckerneubildung (Glukoneogenese) • Stärkeabbau (Glykogenolyse) • Fettabbau (Lipolyse) mit Ketonkörperbildung (Ketogenese) • Eiweißabbau (Proteolyse)
Fettgewebe	• Zuckeraufnahme in die Zellen • Fettsäureneubildung (Liponeogenese)	• Fettabbau (Lipolyse) mit Ketonkörperbildung (Ketogenese)

18. Frage: Welche Informationen finden sich auf einer Insulin-Verpackung?

Als wichtige Informationen gibt die Verpackung folgende Parameter an:

- die jeweilige Insulinart,
- die Wirkungsstärke des Insulins (U 40 = 40 I. E. pro ml bzw. U 100 = 100 I. E. pro ml),
- die Herstellerfirma und
- das Verfallsdatum.

19. Frage: Was bedeutet I. E.?

Das Maß für die Wirkungsstärke (= die biologische Aktivität) des Insulins ist die **I**nternationale **E**inheit – I. E. Sie wird im Tierversuch bestimmt. Die Konzentration in den Insulin-Durchstichflaschen oder den Insulin-Patronen für die Insulin-Pens wird international in I. E. pro ml (bzw. englisch: »unit« = U/ml) angegeben.
In Deutschland sind zwei Konzentrationen üblich:

- 40 I. E./ml = U 40
- 100 I. E./ml = U 100

Achtung! Die Patronen für die Insulin-Pens enthalten immer U 100. Durchstichflaschen mit Insulin gibt es hingegen in den Konzentrationen U 100 und U 40!

20. Frage: Welche Insulin-Arten gibt es?

Es gibt:

- Normalinsulin (Altinsulin, Regularinsulin),
- schnell wirksame Insulinanaloga,
- langwirkende Insulinanaloga,
- Verzögerungsinsuline,
- Mischinsuline.

21. Frage: Was ist Normalinsulin?

Normalinsuline enthalten keine die Wirkung beeinflussenden Zusatzstoffe. Molekularstruktur und Wirkprofil von humanem Normalinsulin sind identisch mit körpereigenem Insulin. Bei subkutaner Injektion ist die Wirkung im Vergleich zur physiologischen Insulinsekretion aus der Bauchspeicheldrüse oder im Vergleich zur intravenösen Anwendung allerdings verzögert.

22. Frage: Was sind Analoginsuline?

Analoginsuline haben eine veränderte Molekularstruktur. Sie sind synthetisch hergestellte Insuline, die in der Natur nicht vorkommen. Sie weisen gegenüber dem Humaninsulin ein verändertes Wirkprofil auf.

Man unterscheidet schnell- und langwirkende Analog-Insuline. Schnellwirkende Analog-Insuline wirken rascher und kürzer als injiziertes Normalinsulin. Der rasche Wirkungsbeginn der kurzwirksamen Analoginsuline nach 5–10 Minuten macht einen Spritz-Ess-Abstand überflüssig.

Langwirksame Analoginsuline (Glargin- bzw. Detemir-Insulin) wirken bis zu 24 Stunden und damit länger als Human-NPH-Insulin (siehe Frage 23). Sie haben ein plateauähnliches Wirkprofil, wodurch weniger Unterzuckerungen (Hypoglykämien) beobachtet werden.

23. Frage: Was sind Verzögerungsinsuline?

Der Wirkungsbeginn von Normalinsulin wird durch Zusatz von NPH (**N**eutrales **P**rotamin **H**agedorn) verzögert und die Wirkungsdauer zugleich verlängert, sodass die

Insulinwirkung von Verzögerungsinsulinen über etwa einen halben Tag »gestreckt« werden kann. Die klinische Wirkungsdauer beträgt dosisabhängig 10–14 Stunden. Da es in früherer Zeit sehr aufwendig und schmerzhaft war, sich mit den damals üblichen Injektionsbestecken mehrmals täglich kurzwirksames Insulin zu spritzen, war die Entwicklung von Verzögerungsinsulinen ein großer Fortschritt.

24. Frage: Was sind Mischinsuline?

Mischinsuline sind industriell vorgefertigte Kombinationen aus einem rasch wirkenden Insulin mit Verzögerungsinsulin. Nach einem Spritz-Ess-Abstand (siehe Frage 28) von ca. 30 Minuten steht dem Körper zunächst das rasch wirkende Normalinsulin oder ein »superschnell« wirkendes Analogon binnen 10 Minuten zur Verfügung, während die Wirkung des Verzögerungsinsulins erst langsam einsetzt, um zu einer späteren Tageszeit das Wirkungsmaximum zu erreichen.

25. Frage: Wie wird Insulin aufbewahrt?

Die gerade im Gebrauch befindliche Ampulle kann im Pen bei Raumtemperatur 4–6 Wochen aufbewahrt werden. Das Insulin muss jedoch vor direkter Sonneneinstrahlung, Kälte- oder Heizungseinwirkung geschützt sein. Der Insulinvorrat wird im Gemüsefach des Kühlschranks bei 2–8 Grad Celsius aufbewahrt. Keinesfalls darf Insulin im Vorratsdepot einfrieren. Dies würde zur Zerstörung des Insulins führen!

26. Frage: Wie wird eine Insulin-Injektion richtig durchgeführt?

Vor dem Einstellen der Insulindosis am Pen bzw. vor dem Aufziehen der Dosis in die Spritze ist zu klären, ob das zu verwendende Insulin vorher gut durchmischt werden muss. NPH-haltige Insuline (NPH-Human-Insulin bzw. NPH-Mischinsuline) sind trüb und müssen vor der Dosiseinstellung durch ca. 20-maliges Kippen gut durchmischt werden, um eine gleichmäßige Konzentration sicherzustellen. Die Injektion erfolgt subkutan in das Unterhautfettgewebe des Bauches oder des Oberschenkels. Hierzu bildet man mit zwei Fingern eine Hautfalte, die ungefähr 2 cm oder weiter vom Bauchnabel entfernt ist. Nach dem Einstechen und der Injektion der Dosis verbleibt die Kanüle für etwa 10 Sekunden in der Injektionsstelle (langsam bis 10 zählen), um eine gute Verteilung des Insulins im Subkutangewebe zu ermöglichen und ein Zurückfließen des Insulins über den Stichkanal zu verhindern. Die Injektionsstelle muss täglich gewechselt werden – etwa im Uhrzeigersinn –, um chronische Veränderungen (lokale Verhärtungen, Bildung von Fettknoten) im subkutanen Fettgewebes zu vermeiden. Eine vorherige Desinfektion der Injektionsstelle ist nicht erforderlich.

27. Frage: Welche Injektionshilfen gibt es?

Als Injektionshilfen gibt es unterschiedliche Pens, die von den insulinproduzierenden Firmen mit ständig erweiterter Palette angeboten werden. Moderne Pens haben eine gut lesbare Dosierungsskala, sie lassen sich bei Fehleinstellungen wieder auf Null zurückstellen. Teilweise besitzen sie eine sogenannte Memory-Funktion, d. h. die letzte Dosis ist noch einmal ablesbar. Eine wichtige Voraussetzung für die Akzeptanz des Pens durch den Senior ist eine gute Handhabbarkeit, die durch eine selbst ausgeführte Injektion in Abständen immer wieder überprüft werden sollte.

28. Frage: Was ist der Spritz-Ess-Abstand (SEA)?

Als Spritz-Ess-Abstand wird der zeitliche Abstand zwischen der Injektion einer Dosis schnell wirkenden Insulins und der darauffolgenden Mahlzeit bezeichnet. Bei Mischinsulin ist die Anwendung des SEA abhängig von der Art der schnell wirkenden Insulinkomponente (Normalinsulin bzw. Analoginsulin). Anders als das von der Bauchspeicheldrüse (Pankreas) abgegebene Insulin, steht das gespritzte Insulin dem Körper nicht sofort zur Verfügung. Zwischen Insulininjektion und blutzuckersenkender Wirkung vergeht eine bestimmte Zeit, die benötigt wird, damit das Insulin

- sich im Unterhautfettgewebe verteilen kann,
- aus einer eventuellen Depotbindung als Einzel-Molekül herausgelöst werden kann,
- in die Blutbahn aufgenommen und über diese im Körper verteilt wird,
- an den Rezeptoren der Körperzellen andockt, um seine Wirkung zu entfalten.

Der behandelnde Arzt entscheidet, ob das Einhalten eines Spritz-Ess-Abstands bei einem Patienten sinnvoll ist (ärztliche Anordnung!).

29. Frage: Wie sieht die Therapie mit Insulin bei noch vorhandener Rest-Insulinproduktion aus?

Prandiale Insulintherapie

Diese Therapieform ist den physiologischen Verhältnissen ähnlich. Sie hat zur Voraussetzung, dass die Hormonproduktion der Bauchspeicheldrüse für den »Eigenbedarf« des Körpers im Nüchternzustand noch ausreicht (Basis-Bedarf).
Zur Abdeckung des Mahlzeiten-Bedarfs wird vor den drei Hauptmahlzeiten eine bestimmte Menge kurzwirksames Insulin gespritzt, wobei die Dosis an den Kohlenhydratgehalt der Mahlzeit (Broteinheiten = BE) angepasst werden kann. Als kurzwirksames Insulin können Normalinsulin oder ein schnell wirksames Analoginsulin verwendet werden.
Eine Kombination mit Oralen Antidiabetika (OAD) ist im Einzelfall möglich.
Die prandiale Insulintherapie ist ein modernes Konzept, das den physiologischen Verhältnissen nahekommt und den Übergang zur Intensivierten konventionellen Insulintherapie (ICT) darstellt. Sie bedeutet in der Pflege einen sehr hohen Aufwand und stellt entsprechend hohe Ansprüche an die Pflegenden, ganz zu schweigen von der damit verbundenen Verantwortung für den einzelnen Klienten.

30. Frage: Wie sieht die Insulintherapie bei einem älteren Typ-2-Diabetiker in der Regel aus?

Konventionelle Insulintherapie (CT)

Sie ist die häufigste Form der Insulintherapie beim alten Menschen mit Diabetes: morgens und meist auch abends die Injektion eines Mischinsulins (schnell wirkendes Insulin + Verzögerungsinsulin).
Da der Insulinbedarf wegen der Freisetzung blutzuckersteigernder Hormone am Morgen am höchsten ist, wird meistens morgens eine deutlich höhere Dosis gegeben als am Abend.
Diese Therapieform ist pflegerisch einfach zu handhaben und meist ausreichend. Sie setzt aber ein starres Ernährungsschema voraus mit einer festgelegten Menge an Kohlenhydraten (Broteinheit = Berechnungseinheit = BE = eine Menge von 10–12 g reinem Kohlenhydrat). Wegen der lang anhaltenden Wirkung der Mischinsuline muss der Klient seinem injizierten Insulin »hinterher essen« und Zwischenmahlzeiten

einhalten. Da bei einem Mischinsulin mit Normalinsulin der Normalinsulin-Anteil länger wirkt (ca. vier Stunden) als die Kohlenhydratresorption dauert und das Wirkungsmaximum des Verzögerungsinsulins etwa drei Stunden nach Injektion beginnt, kommt es zu einer Überschneidung beider Insuline und Addition ihrer Wirkungen nach etwa drei Stunden. Daher muss ein zweites Frühstück eingenommen werden, um eine Unterzuckerung am späteren Vormittag zu vermeiden.
Darüber hinaus kann auch die Prandiale Insulintherapie (siehe Frage 29) bei geriatrischen Typ-2-Diabetikern zum Einsatz kommen

31. Frage: Was ist die »richtige« Insulinmenge?

Die Behandlung des Diabetes mellitus ist sehr individuell durchzuführen. Es ist Aufgabe des Arztes, mit seinem diabetischen Patienten zusammen Behandlungsziele festzuschreiben und den Weg zu diesen Zielen durch eine geeignete Kombination von Medikamenten (OAD und/oder Insulin) zu finden. Jede Anordnung von Insulin und anderen Medikamenten ist Sache des Arztes, auch die Dosierung für unterschiedliche Situationen!
Eine unregelmäßige Nahrungsaufnahme – bis hin zur Nahrungsverweigerung –, Situationen, wie etwa Stress oder akute Erkrankungen, wirken sich auf den Insulinbedarf aus und können dazu führen, dass der Patient mit seiner üblichen Insulindosis nicht zurechtkommt.
Für solche Fälle, aber auch für das Über- oder Unterschreiten von vereinbarten Blutzuckerwerten, sollte der behandelnde Arzt eine **Anordnung für Notfälle** geben.
Alle Anordnungen müssen schriftlich dokumentiert werden und sind vom Arzt zu unterschreiben. Telefonische Anordnungen sollen von der Pflegekraft wörtlich wiederholt, dokumentiert und am nächsten Tag vom Arzt gegengezeichnet werden. Am gebräuchlichsten ist die Anordnung des Arztes per Fax.

32. Frage: Was sind Orale Antidiabetika (OAD)?

OAD sind hoch wirksame Medikamente, die den Blutzucker senken, ohne selbst Insulin zu enthalten. Sie haben unterschiedliche Wirkungsmechanismen und ermöglichen es, dass der Stoffwechsel des Diabetikers mit seinem körpereigenen Insulin noch ausgeglichen ist, obwohl das körpereigene Insulin allein keine ausreichende Wirkung mehr zeigt oder die Insulinproduktion der Bauchspeicheldrüse bereits nachgelassen hat. Es muss aber noch eigenes Insulin von der Bauchspeicheldrüse produziert werden, damit Orale Antidiabetika wirksam werden können. Deshalb können sie nur beim Diabetes Typ-2 zum Einsatz kommen. Beim Typ-1-Diabetes sind sie dagegen kontraindiziert.

33. Frage: Welche Oralen Antidiabetika verzögern die Kohlenhydrat-Aufnahme im Darm?

Die Oralen Antidiabetika Acarbose und Miglitol (Alpha-Glucosidase-Hemmer) hemmen im Dünndarm die Aufspaltung der Zweifachzucker Rohr- und Malzzucker in die Einfachzucker Glukose und Fruktose. Da der Dünndarm nur Einfachzucker aufnehmen kann, kommt es unter Einwirkung dieser Medikamente zu einer verzögerten Aufnahme von Glukose (Traubenzucker) im Darm und zu einem langsameren Anstieg des Traubenzuckerspiegels im Blut. Damit diese Medikamente mit der Nahrung in optimaler Weise zusammentreffen, sollen sie unmittelbar vor der jeweiligen Mahlzeit eingenommen werden. Diese OAD lösen keine Unterzuckerung aus, sie sind nicht-insulinotrop.

34. Frage: Welche Oralen Antidiabetika verbessern die Insulinwirkung?

Sogenannte nicht-insulinotrope OAD verbessern die Insulinwirkung an der Zelle in der Körperperipherie, ohne selbst Insulin freizusetzen.

a) Metformin

- fördert die Glukoseaufnahme in Muskel- und Fettgewebe (senkt die Insulinresistenz
- hemmt die Freisetzung von Glukose (Glykolyse) aus der Leber
- hemmt die Neubildung von Glukose (Glukoneogenese) in der Leber
- hat einen günstigen Effekt auf die Blutfettwerte

b) Glitazone (Pioglitazon und Rosiglitazon)

- steigern die Aufnahme von Glukose in die Zellen
- hemmen die Neubildung von Glukose (Glukoneogenese) in der Leber
- senken die Insulinresistenz
- haben günstige Effekte auf die Blutfette (Pioglitazon)

35. Frage: Bei welchen Oralen Antidiabetika besteht Unterzuckerungsgefahr?

Insulinotrope OAD: Sulfonylharnstoffe (SuH) und Glinide

a) Sulfonylharnstoffe (SuH)

Diese Medikamentengruppe führt zu einer gesteigerten Freisetzung von Insulin aus den Beta-Zellen der Bauchspeicheldrüse, wobei ein langsamer Anstieg der Wirkung und eine lange Wirkdauer (bis zu 24 Stunden) charakteristisch sind. Sulfonylharnstoffe können daher zu Unterzuckerungen führen, wenn nicht in regelmäßigen Abständen Kohlenhydrate zugeführt werden (Zwischenmahlzeiten!).

b) Glinide (Repaglinide und Nateglinde)

Diese Medikamente führen ebenfalls zu einer gesteigerten Freisetzung von Insulin aus den Beta-Zellen der Bauchspeicheldrüse. Sie entfalten ihre Wirkung aber sehr rasch und wirken nur über 2–3 Stunden. Zwischenmahlzeiten sind hier nicht erforderlich. Mahlzeiten können auch ausgelassen werden (keine Mahlzeit – keine Tablette). Wenn aber nicht ausreichend gegessen wird, können auch diese OAD zur Hypoglykämie führen.

36. Frage: Was sollten Sie über Sulfonylharnstoffe und Mahlzeiten wissen?

Die Behandlung mit Sulfonylharnstoffen (SuH) erfordert die regelmäßige Einnahme von Zwischenmahlzeiten zwischen den Hauptmahlzeiten. Hierauf ist besonders in den Seniorenheimen zu achten, da Zweitfrühstücke nicht zum Standardrhythmus gehören. Alternativ könnte eine Scheibe Brot oder ein Stück Obst vom Frühstück aufgehoben und zwei Stunden später gereicht werden.
Wie der Diabetiker, der mit Insulin behandelt wird, muss der Klient unter SuH seine Mahlzeiten einhalten. Für den Fall der Unterzuckerung sollte er immer einige Zuckerwürfel bzw. Glukose bei sich haben. Bei zusätzlicher abendlicher Gabe von SuH muss evtl. eine Spätmahlzeit gegen 21.00 Uhr eingenommen werden.

37. Frage: Welche Antidiabetika regen die Insulinsekretion der Bauchspeicheldrüse ohne die Gefahr einer Unterzuckerung an?

Ein neues Wirkprinzip für die Therapie des Typ-2-Diabetes besteht in der Ausnutzung einer von Natur aus bestehenden Verbindung zwischen dem Darm und den B-Zellen der Bauchspeicheldrüse: bei Gesunden wie bei Typ-2-Diabetikern werden nach der Nahrungsaufnahme bestimmte Darmhormone (Inkretine) in das Blut abgegeben, welche die B-Zellen auf eine mahlzeitenentsprechende Abgabe von Insulin vorbereiten. Das wichtigste Darmhormon GLP-1 regt bei hohem Blutzucker die B-Zellen stark, bei weniger hohem Blutzucker deutlich geringer, zur Insulinabgabe an. Dieses gut funktionierende physiologische Prinzip wird nun mithilfe von zwei Antidiabetika-Gruppen therapeutisch genutzt.

a) Inkretin-Analoga (GLP-1-Analoga):

Bei dieser Gruppe von Antidiabetika handelt es sich um Substanzen, die dem menschlichen Darmhormon GLP-1 nachgebaut sind mit leicht (Liraglutid) oder stärker veränderter (Exenatide) Molekularstruktur. Das Wirkprinzip ist identisch mit dem des normalen Darmhormons. So kommt es zu einer Verstärkung der Insulinsekretion in Abhängigkeit von der Höhe des Blutzuckers. Zu Unterzuckerungen kommt es nicht. Die Verstärkung der Insulinsekretion ist abhängig von der Höhe des Blutzuckers und das Wirkprinzip identisch mit dem normalen Darm-Hormon. Deshalb führt es auch nicht zur Unterzuckerung. Da diese Medikamente Eiweißstoffe sind, müssen sie subkutan injiziert werden.
Die Zulassung besteht für die Kombination mit Metformin, Glitazonen und Sulfonylharnstoffen.
Wichtigste Nebenwirkungen in der Einstellungsphase sind Übelkeit und Erbrechen.

b) DPP-4-Inhibitoren:

Das Darmhormon GLP-1 wird physiologischerweise im Körper in wenigen Minuten abgebaut durch das Enzym DPP-4. Seit 2007 gibt es eine Gruppe von OAD, die das DPP-4-Enzym blockieren und dadurch die physiologische Wirkung des Darmhormons verlängern und verstärken. Die z. Z. verfügbaren Medikamente sind Sitagliptin, Vildagliptin und Saxagliptin.

Die genannten DPP-4-Inhibitoren sind u. U. auch für die Therapie des Diabetes im Alter geeignet, denn sie

- werden gut vertragen
- verursachen keine nennenswerten Nebenwirkungen
- verursachen keine Unterzuckerung
- sind in Kombination mit anderen OAD zugelassen

38. Frage: Nimmt man Orale Antidiabetika vor oder nach dem Essen?

Nicht insulinfreisetzende orale Antidiabetika (nicht insulinotrope OAD):

Acarbose und Miglitol (Alpha-Glucosidase-Hemmer)

Sie sollten unmittelbar vor der jeweiligen Mahlzeit eingenommen werden, da sie die Aufspaltung der Zweifachzucker Rohr- und Malzzucker in die Einfachzucker Glukose und Fruktose im Dünndarm hemmen. Da der Dünndarm nur Einfachzucker aufnehmen kann, kommt es unter Einwirkung dieser Medikamente zu einer verzögerten Aufnahme von Glukose (Traubenzucker) im Darm und zu einem langsameren Anstieg des Traubenzuckerspiegels im Blut.

Metformin

Metformin hemmt die Neubildung von Glukose in der Leber und senkt die Insulinresistenz. Es hat auch einen günstigen Effekt auf die Blutfettwerte. Die Leber ist in der Lage, Eiweiß und Fett in Glukose umzubauen (Glukoneogenese). Dies ist ein wichtiger Mechanismus, mit dem ein gefährliches Absinken des Blutzuckers verhindert wird. Besonders aktiv ist die Leber als »Zuckerfabrik«, wenn wir längere Zeit nicht essen, also während der Nacht. Hier greift das Metformin an und senkt, besonders wenn man es zur Nacht nimmt, einen morgens erhöhten Nüchternblutzucker. Die Einnahme erfolgt zwei- bis dreimal täglich mit oder nach einer Mahlzeit.

Glitazone, sogenannte Insulinsensitizer (Rosiglitazon und Pioglitazon)

Die Bezeichnung »Insulinsensitizer« leitet sich von der Sensibilisierung der peripheren Körperzellen gegenüber der Insulinwirkung ab. Dadurch wird die Wirkung des Insulins an der Muskulatur, an der Leber und am Fettgewebe verbessert, die Insulinresistenz im Gegenzug im Verlauf einiger Wochen verringert. Pioglitazon wird einmal am Tag morgens, Rosiglitazon bedarfsweise ein- bis zweimal täglich, jeweils unabhängig vom Essen, eingenommen.

Insulinfreisetzende orale Antidiabetika (Insulinotrope OAD):

Sulfonylharnstoffe

Diese Medikamentengruppe führt zu einer gesteigerten Freisetzung von Insulin aus den Beta-Zellen der Bauchspeicheldrüse, wobei ein langsamer Anstieg der Wirkung und eine lange Wirkdauer (bis zu 24 Stunden) charakteristisch sind. Trinken Klienten zu wenig, kann die Wirkdauer bis zu drei Tage andauern. Es können unter Umständen lang andauernde Unterzuckerungen auftreten, wenn nicht in regelmäßigen Abständen Kohlenhydrate zugeführt werden. Die Behandlung mit Sulfonylharnstoffen erfordert daher die regelmäßige Einnahme von Zwischenmahlzeiten zwischen den Hauptmahlzeiten. Hierauf ist besonders in den Seniorenheimen zu achten, da Zweitfrühstücke nicht zum Standardrhythmus gehören. Wie der Diabetiker, der mit Insulin behandelt wird, muss der Klient hier seine Mahlzeiten einhalten. Die Einnahme erfolgt direkt vor dem Frühstück. Soll eine zusätzliche Einnahme zum Abendessen erfolgen, muss eventuell eine Spätmahlzeit eingenommen werden. Für den Fall der Unterzuckerung sollte der Klient immer einige Zuckerwürfel, besser noch zwei bis vier Plättchen Traubenzucker, bei sich haben.

Glinide (Repaglinid und Nateglinid)

Diese Medikamente führen zu einer gesteigerten Freisetzung von Insulin aus den Beta-Zellen der Bauchspeicheldrüse, aber – im Gegensatz zu den meisten Sulfonylharnstoffen – mit schnellem Wirkungseintritt und einer kurzen Wirkungsdauer von zwei bis drei Stunden. Die Tabletteneinnahme ist nur für die Hauptmahlzeiten erforderlich und erfolgt unmittelbar vor dem Essen. Zwischenmahlzeiten werden nicht benötigt. Bei fehlendem Appetit kann auch eine Hauptmahlzeit – und dann natürlich auch die Tabletteneinnahme – ausgelassen werden.

39. Frage: Auf welche Nebenwirkungen müssen Sie bei der Gabe von Oralen Antidiabetika (OAD) achten?

Da ältere und pflegebedürftige Menschen oft unter Störungen ihrer Selbstbeobachtung, Selbstwahrnehmung und Kommunikationsfähigkeit leiden, wird vom Pflegepersonal erhöhte Wachsamkeit gefordert. Zur Erkennung von Arzneimittelnebenwirkungen und Vermeidung von Komplikationen ist die Patientenbeobachtung in der Altenpflege von größter Bedeutung. Die **Kenntnis der wichtigsten substanzbezogenen Nebenwirkungen** ist Voraussetzung dafür, dass diese am Patienten oder aus dessen Äußerungen erkannt und richtig gedeutet werden. Subjektive Beschwer-

den und objektive Befunde müssen vom Altenpfleger in Zusammenhang gebracht werden und u. U. als Notfallsituation erkannt werden. Denn beim geriatrischen Patienten ist die Gefahr von Nebenwirkungen ungleich größer als beim Diabetiker mittleren Alters.
Besondere Aufmerksamkeit ist erforderlich bei:

- Änderung einer laufenden Medikation
- Akuten Erkrankungen
- Fieber
- Dehydratation oder Exsikkose
- Nahrungsverweigerung
- Bekannter Niereninsuffizienz
- Bekannter Leberschädigung

Alle OAD können in seltenen Fällen allergische Reaktionen verursachen mit Hautausschlag und Hautjucken.
Bei den **Insulin freisetzenden OAD** (Sulfonylharnstoffe, Glinide) ist speziell auf Symptome der Unterzuckerung zu achten (siehe Kapitel 6). Warnsymptome einer Unterzuckerung können sein: Unruhe, Verwirrtheit, verwaschene Sprache, schneller Herzschlag, Schweißausbruch, Gesichtsblässe oder Zeichen einer Lähmung wie bei einem Schlaganfall.
Nebenwirkungen von **Metformin** sind gekennzeichnet durch Magen-Darm-Symptome wie Übelkeit, Bauchschmerzen, gehäuften Stuhlgang, Durchfall.
Die **Alpha-Glukosidasehemmer** (Acarbose, Miglitol) führen ebenfalls zu Bauchschmerzen, Blähungen und Durchfall.
Nebenwirkungen der **Glitazone** sind gekennzeichnet durch Wassereinlagerungen, Beinödeme, Gewichtszunahme und häufiger auftretenden Knochenfrakturen an den oberen Extremitäten.
DPP-4-Inhibitoren (Sitagliptin, Vildagliptin, Saxagliptin) zeigen kaum Nebenwirkungen.
Die **Inkretine** (Exenatid, Liraglutid) gehören zwar nicht zu den OAD, weil sie injiziert werden müssen, sind aber in ihrer Wirkweise mit den DPP-4-Inhibitoren verwandt. Ihre Nebenwirkungen sind Übelkeit und Erbrechen während der Einstellungsphase, damit ggf. verbunden ist oft eine erhebliche Gewichtsabnahme über 4–6 Wochen.

40. Frage: Auf welche Kontraindikationen müssen Sie bei der Gabe von Oralen Antidiabetika achten?

Kontraindikationen für **Metformin**:

- Niereninsuffizienz und Leberschäden
- Schwere Herzinsuffizienz
- Exsikkose
- Allgemeine wie periphere Sauerstoffmangelzustände
- Schwere Infektionen
- Nahrungsverweigerung
- Starkes Untergewicht (Kachexie)

Die wichtigste Kontraindikation für Metformin ist die Ausscheidungsschwäche der Niere (Niereninsuffizienz). Diese kann man am Anstieg des Ausscheidungsproduktes Kreatinin im Blutserum erkennen. Als kritischer Wert für die Nicht-Anwendung von Metformin gilt beim älteren Menschen ein Serum-Kreatinin von >1.2 mg/dl bzw. von 106 µmol/l.

Wichtig: Metformin muss 48 Stunden vor Operationen und vor Röntgenuntersuchungen, bei denen intravenöse Kontrastmittel gegeben werden, abgesetzt werden!

Kontraindikationen für die **Glitazone**:

- Herzmuskelschwäche, auch leichten Grades
- Leberschädigung
- Schwere Niereninsuffizienz

Kontraindikationen für **Sulfonylharnstoffe und Glinide**:

- Typ-1-Diabetes
- Leber- und Niereninsuffizienz
- Bevorstehende Operationen

Kontraindikationen für **Acarbose und Miglitol**:

- Chronische Magen-Darm-Erkrankungen mit Neigung zu Durchfällen

4 Stoffwechselkontrolle und Blutzuckermessung

41. Frage: Warum erfolgt eine Stoffwechselkontrolle?

Mittels einer Stoffwechselkontrolle sollen frühzeitig bedrohliche Stoffwechselsituationen erkannt und eine möglichst frühe Behandlung ermöglicht werden. So soll eine Verschlechterung des Gesundheitszustandes vermieden werden.
Bei Abweichungen von verabredeten Zielwerten muss der Arzt informiert werden. Sonst ist die Stoffwechselkontrolle sinnlos.

42. Frage: Was gehört zu einer Stoffwechselkontrolle?

Folgende Parameter werden bei einer Stoffwechselkontrolle kontrolliert und dokumentiert:

- Blutzucker
- Blutdruck
- Gewicht
- Flüssigkeitsbilanz

In der Regel werden die Kontrollen gemäß ärztlicher Anordnung durchgeführt.

43. Frage: Wann und wie erfolgt eine Blutzuckermessung?

Die Blutzuckermessung erfolgt heute mittels elektronischen Messgeräts. Der Arzt legt die individuellen Zielwerte für den Patienten fest.
Für die Blutzuckermessung wird unter Zuhilfenahme der patienteneigenen Stechhilfe aus der seitlichen Fingerbeere oder alternativ aus dem Ohrläppchen Blut gewonnen. Die Finger des Patienten werden zuvor mit Wasser und Seife gewaschen. Es wird ein ausreichend großer Blutstropfen auf den Messstreifen aufgetragen und nach einigen Sekunden der gemessene Wert auf dem Display abgelesen.

44. Frage: Welche Fehler können bei einer Blutzuckermessung auftreten?

Fehler bei der Blutzuckermessung sind möglich, wenn:

- das Blutzuckermessgerät und die Messstreifen nicht die gleiche Code-Nummer haben.
- das Verfallsdatum der Messstreifen überschritten ist.
- die Teststreifen nicht zum Messgerät passen.
- die Teststreifendose unnötig lange geöffnet geblieben ist und die Teststreifen verändert reagieren.
- die Teststreifen nicht sachgemäß gelagert wurden (trocken und kühl).
- die Finger des Patienten verunreinigt sind.
- die Fingerbeere des Patienten bei der Blutentnahme gequetscht wird.
- eine verunreinigte Stechhilfe verwendet wird.

45. Frage: Was ist ein Normalwert bei einer Blutzuckermessung?

Es gibt in Deutschland zwei Maßeinheiten: mmol/l oder mg/dl.
Im Westen Deutschlands wird meist in mg/dl gemessen, in den östlichen Regionen sind mmol/l üblich (dies hat historische Gründe).
Normalwerte sind: 60–140 mg/dl oder 3,3–7,7 mmol/l.
Neben den ärztlich verordneten »Routine-Messungen« sollte der Blutzucker überprüft werden bei:

- Nahrungsverweigerung und Diabetesmedikation mit Unterzuckerungsgefahr,
- anderen Erkrankungen, insbesondere Infekten und Fieber (Komagefahr),
- Bewusstseinsstörungen und anderen unklaren Symptomen (Unter- oder Überzucker?),
- grundsätzlich jeder Verschlechterung des Gesundheitszustands.

46. Frage: Wie wird die Blutzuckermessung dokumentiert?

Das Messergebnis wird in der Pflegedokumentation oder im Blutzuckertagebuch dokumentiert. Zu einer vollständigen Dokumentation gehören:

- Blutzuckerwert
- Dokumentation von Nahrungsaufnahme mit Uhrzeit
- Medikamentengabe mit Uhrzeit
- Insulinapplikation mit Dosisangabe (IE) und Uhrzeit

5 Essen und Trinken bei Diabetes mellitus

47. Frage: Wie zeigt sich eine Fehl- oder Mangelernährung im Alter?

Eine Fehl- oder Mangelernährung kann sich in einer Gewichtszunahme oder in einem Gewichtsverlust des Klienten zeigen:

- Gewichtsabnahme > 5 % in den vergangenen 3 Monaten
- Gewichtsabnahme > 10 % in den vergangenen 6 Monaten

Die allgemein üblichen Gewichts-Indizes wie Broca-Gewicht (Körperlänge in cm minus 100 = Normalgewicht) oder Body-Mass-Index BMI (Körpergewicht in kg/Körperlänge in Metern zum Quadrat) sind beim alten Menschen kaum aussagefähig, da sich die Relationen mit dem Verlust an Körperlänge stark verändern.
Als untergewichtig gilt ein Mensch von > 75 Jahren mit einem BMI von < 20 kg/m².
30 % der geriatrischen Diabetiker sind untergewichtig. Die Ursachen sind vielfältig. Folgende Symptome und Ursachen können vom Pflegepersonal, Angehörigen oder betreuendem Arzt beobachtet werden:

- Appetitlosigkeit
- Behinderungen, die das Essen erschweren
- Vergesslichkeit, Verwirrung, Demenz
- psychische Probleme, speziell Altersdepression
- finanzielle Probleme (Altersarmut)
- begleitende Erkrankungen
- viele Medikamente

Der Ernährungsstatus älterer Diabetiker ist schlechter als der von Nicht-Diabetikern. Gewichtsverlust bedeutet im Alter vor allem Verlust von Muskelmasse (Sarkopenie), die – solange sie in ausreichendem Maße vorhanden ist – die Regulationssysteme des Körpers stabilisiert. Mangel an Muskelmasse geht mit erhöhter Sterblichkeit einher (siehe Frage 5).

48. Frage: Welche Gründe gibt es für eine Fehl- oder Mangelernährung im Alter?

Untergewicht und Appetitlosigkeit haben oft Ursachen, die man durch Beobachtung und gezielte Fragen herausfinden kann. Manche Probleme lassen sich

beheben oder verbessern: Mundhöhle inspizieren, evtl. spezielle Mundpflege durchführen, spezielles Essgerät anbieten, Zeit lassen beim Essen, nachschauen, ob der Bewohner nicht das Essen vergessen bzw. ob er aufgegessen hat, Vorschneiden und Anreichen von Essen, Essen in Gesellschaft oder auch lieber allein, Umstellung auf einen gewohnten Rhythmus der Mahlzeiten.
Bei Schluck- oder Magen-Darm-Beschwerden muss der Arzt informiert werden, bei Druckulzera unter der Zahnprothese oder bei Parodontitis ist der Zahnarzt aufzusuchen.
Nicht selten verweigern Bewohner die Nahrung, weil sie ihrer Eigenständigkeit beraubt sind. In der Verweigerungshaltung sehen sie ihre letzte Möglichkeit, ihre Selbstbestimmung zu behaupten.
Bei **Behinderungen**, die die Nahrungsaufnahme erschweren, sollten geeignete, unterstützende Maßnahmen getroffen werden.
Bei **Vergesslichkeit oder demenziellen Veränderungen** helfen tagesstrukturierende Maßnahmen, wie etwa das Ankündigen der Essenszeiten mit einem Gong. Auch können die Mithilfe der Betroffenen bei der Nahrungszubereitung, ein auf Vorlieben ausgerichtetes Speiseangebot sowie Fingerfood die Ernährungssituation in punkto Mangelernährung günstig beeinflussen.
In der Regel essen alte Menschen gerne Suppen. Diese können helfen, den Bedarf an Flüssigkeit, Kalorien, Mineralien, Vitaminen und Ballaststoffen zu ergänzen, sofern man sie aus frischem Gemüse und Kartoffeln herstellt und püriert.
Zimmerwarmes Mineralwasser ist für den Körper eines alten Menschen oft zu kalt. Heißes Wasser, Brühe oder Tee können zu einer verbesserten Flüssigkeitsbilanz führen.

49. Frage: Wie bestimmen Sie den Energiebedarf eines Menschen?

Der Energiebedarf nimmt im Alter zwar ab, ist aber eine individuell zu errechnende Größe, die bei Normalgewicht und Untergewicht nicht unterschritten werden darf. Eine altersgerechte und ausgewogene Kost sowie eine ausreichende Flüssigkeitszufuhr sind wichtig für die Vermeidung von Funktionsstörungen und Krankheiten.
Als Faustregel geht man beim alten Menschen im Pflegeheim von einem täglichen Energiebedarf von 25 kcal/kg Körpergewicht aus.

50. Frage: Wie lässt sich die Energiezufuhr an den aktuellen Bedarf anpassen?

Bei **Untergewicht,** bei **chronischen Wunden** und bei **fieberhaften Infekten** sollte die Energiezufuhr auf 30–35 kcal/kg KG erhöht werden. Der normale Eiweißbedarf von 0,8 g/kg KG sollte erhöht werden auf 1,2–1,5 g/kg KG, sofern keine Nierenprobleme bestehen. Für die Wundheilung (Dekubitus, Ulkus cruris, diabetischer Fuß, postoperativ) ist zusätzlich eine Ergänzung der Nahrung durch Vitamine, besonders Vitamin C, und Zink sinnvoll.

Bei **Übergewicht** sollte die Energiezufuhr reduziert werden unter der Voraussetzung, dass der Betroffene dazu motivierbar ist.

Die Kalorienreduktion sollte bei minus 500 kcal unter dem errechneten Bedarf liegen. Eine tägliche Energiezufuhr von 1200 kcal sollte nicht unterschritten werden, weil es dadurch zu Mangelernährung und Ketonkörpern (Azeton) im Blut kommen würde. Die tägliche Trinkmenge muss gleichzeitig auf mindestens 2000 ml erhöht werden.

51. Frage: Wie lässt sich die Ernährungssituation im Alter verbessern?

Die lebenswichtigen – essenziellen – Nährstoffe sind im Gemüse, im Obst, in Vollkornprodukten, in pflanzlichen Ölen und auch ganz besonders im Fisch zu finden. Nach Möglichkeit sollte einmal pro Woche Seefisch gegessen werden (z. B. Seelachs, Rotbarsch, Kabeljau) und einmal wöchentlich Fettfisch (z. B. Lachs, Makrele, Hering). Bei der Auswahl von Nahrungsmitteln sollte man unbedingt auf Abwechslung achten, weil niemals alle lebenswichtigen Stoffe in einer Gemüse- oder Obstsorte gleichzeitig in ausreichender Menge vorhanden sind.

Eine geeignete Kost beim alten Menschen mit Diabetes ist individuell und muss persönlichen Vorlieben und Gewohnheiten Raum geben. Eine spezielle Diabetes-Diät gibt es nicht mehr. Wie jeder Gesunde sollte der Diabetiker eine Kost zu sich nehmen, die viele ballaststoffreiche Kohlenhydrate enthält, die – individuell nach Körpergewicht – wenig oder etwas mehr Fett enthält unter Bevorzugung pflanzlicher Öle. Außerdem sollte sie einen normalen Eiweißgehalt von ca. 0,8 g/kg KG haben. Das grundsätzliche Meiden von Kohlenhydraten ist in keinem Fall sinnvoll, weil dann die Kost automatisch zu fett- und eiweißreich wird.

Zu berücksichtigen sind individuelle Vorlieben, aber auch der Wassergehalt des Gewebes (Salz!), Stoffwechselerkrankungen neben Diabetes, Nieren- und Hochdruckerkrankung sowie der Blutzucker. Verbote sind kontraproduktiv. Wünsche und Verträglichkeiten verschiedener Speisen hingegen sind zu erfragen. Es ist eher zielführend, mit dem Klienten Kompromisse zu schließen.
Daher wird eine normale Mischkost empfohlen, die für jeden Menschen gleichermaßen gesund ist. Für den Diabetiker gilt dabei:

- Kohlenhydrate liberalisiert (40 bis 60 Energie %)
- Fett modifiziert (pflanzliche Öle bevorzugen),
- Eiweiß normalisiert (0,8 g/kg KGW).

52. Frage: Was bedeutet es, »vielseitig und bunt« zu essen?

Die Empfehlung der DGE »Nimm 5 am Tag« zielt auf Abwechslung durch vielfarbiges Obst und Gemüse ab. Mit anderen Worten: »Essen Sie bunt!«
Als Faustregel gilt: Drei Hände voll Gemüse und zwei Hände voll Obst pro Tag! Zu bevorzugen sind Gemüse und Obst der Jahreszeit. Diabetiker sollten »Gemüsebasiert« essen, müssen beim Verzehr von Obst auf den Fruchtzuckergehalt der einzelnen Früchte achten und die Auswirkung auf ihren Blutzuckerspiegel bedenken.

53. Frage: Welche Lebensmittel erhöhen den Blutzucker?

Alle kohlenhydrathaltigen Lebensmittel erhöhen den Blutzuckerspiegel. Sie dienen dem Körper als Energielieferanten und liefern pro 1 g Kohlenhydrat 4 Kcal (= 17,1 KJ). Die Kohlenhydrate (KH) werden im Körper aufgrund ihrer chemischen Zusammensetzung unterschiedlich schnell abgebaut und liefern so dem Körper unterschiedlich schnell Energie. Sie werden in Einfach- (z. B. Glukose = Traubenzucker, Fruktose = Fruchtzucker), Zweifach- (z. B. Saccharose = Haushaltszucker) und Vielfachzucker (z. B. Stärke) unterteilt. Glukose ist die wichtigste Energiequelle für den Körper.
Die in Kohlenhydraten enthaltenen Ballaststoffe erhöhen den Blutzucker nicht. Je mehr Ballaststoffe jedoch enthalten sind, desto langsamer wird der Blutzucker erhöht.
Natürliche Kohlenhydrate finden sich in pflanzlichen Lebensmitteln (Getreideprodukten, Obst, Kartoffeln, Hülsenfrüchten, Gemüse) und in Milchprodukten, davon in nennenswerten Mengen in Milch, Molke, Kefir, Buttermilch und Joghurt. Reiner Zucker, Honig, Sirup, Zucker in Süßigkeiten und Zucker aus Obst (noch mehr

aber aus Obstsäften) schießt förmlich ins Blut. Komplexe Kohlenhydrate (Mehrfachzucker) aus Brot, Hartweizennudeln, Reis oder Pellkartoffeln erhöhen dagegen den Blutzucker nur langsam – aus Hülsenfrüchten und Vollkornprodukten sehr langsam.

54. Frage: Was ist eine BE/KE/KHE?

Die Berechnungseinheit BE steht für Broteinheit oder Berechnungseinheit und wird synonym gebraucht mit KE oder KHE = Kohlenhydrateinheit.
Die Berechnungseinheiten dienen als **Hilfsmittel zum Abschätzen** des Kohlenhydratgehaltes von Nahrungsmitteln. Mithilfe der BE kann eine Mengenbeziehung hergestellt werden zwischen dem mit der Nahrung zugeführten Kohlenhydrat und Insulin in Internationalen Einheiten (I. E.).
1 BE oder 1 KE entspricht geschätzten 10–12 g Kohlenhydrat. Eine BE ist immer eine Schätzgröße, weil der genaue Kohlenhydratgehalt eines Nahrungsmittels für den Verbraucher nicht feststellbar ist. Er unterliegt im Übrigen auch biologischen Schwankungen.
Eine BE sagt zwar etwas aus über den Kohlenhydratgehalt eines Nahrungsmittels, aber nur bedingt über dessen BZ-Wirksamkeit!

55. Frage: Welche Kohlenhydrate sind für Menschen mit Diabetes geeignet bzw. ungeeignet?

Kohlenhydraten ohne Ballaststoffanteil wie Süßigkeiten oder Produkte aus ausgemahlenem Getreide (Weißmehl) fehlt der Mineralien- und Vitamingehalt. Für die Ernährung des Diabetikers sind solche »leeren« Kohlenhydrate ungünstig, weil sie rasch in Traubenzucker verwandelt und im Magen-Darm-Trakt schnell resorbiert werden. Damit lösen sie einen raschen Anstieg des Blutzuckers aus und können den Stoffwechsel des Diabetikers destabilisieren. Andererseits sind die »schnellen Kohlenhydrate« bei einer Hypoglykämie als erste Notfallmaßnahme einzusetzen, um den Blutzucker sofort wieder anzuheben.
»Geeignet« oder »ungeeignet« ist hierbei also abhängig von der Situation.

56. Frage: Welche Zuckeraustausch- oder Ersatzstoffe gibt es und sind geeignet?

Zuckeraustauschstoffe sind: Fruchtzucker, Sorbit, Isomalt, Mannit, Xylit, Polydextrose und Lactit. Sie dienen zum Süßen von Diabetikergebäck und -konfitüre und sind weniger BZ-wirksam als Zucker. Deshalb für Zuckeraustauschstoffe kein Insulin spritzen!
Vorsicht: schon geringe Mengen können zu Blähungen und Durchfall führen!
Zuckerersatzstoffe sind: Saccharin, Cyclamat, Acesulfam K und Aspartam. Sie enthalten keine Kohlenhydrate und keine Kalorien. Sie haben keinen Einfluss auf den Blutzucker und sind geeignet zur Kalorienreduktion. Zuckerersatzstoffe sind nicht gesundheitsschädlich.

57. Frage: Wie können Sie die Trinkmenge steigern?

Ein tägliches »Trinkpensum« von zwei bis drei Flaschen Mineralwasser auf dem Nachttisch würde bei jedem von uns Widerwillen erzeugen, denn jeder hat Trinkgewohnheiten und Lieblingsgetränke. Nach diesen sollten Sie Ihre Klienten fragen und ihnen gezielt die entsprechenden Getränke anbieten. Für Diabetiker empfiehlt sich dabei am ehesten ungesüßter Tee, aber auch Instant-Brühe kann angeboten werden. Abwechslung führt zu mehr Spaß und Genuss beim Trinken.
Die BZ-Wirksamkeit eines Getränkes muss beim Diabetiker berücksichtigt werden, aber nicht zu absoluten Verboten führen. Diätfruchtsaft enthält trotz Süßung mit Zuckerersatzstoffen oder Zuckeraustauschstoffen eine gewisse Menge an Zucker. Hier müssen die Angaben der Hersteller beachtet werden. Oftmals eignen sich die Säfte zur Herstellung von Saftschorlen.
Bedenken sollte man, dass alte Menschen ein vermindertes Durstgefühl haben und es nicht merken, wenn sie dehydriert sind. Zudem trinken alte Menschen mit Harninkontinenz oder solche, die Hilfe beim Gang zur Toilette benötigen, oft »lieber weniger«, aus Angst vor »Malheuren« und um dem Pflegepersonal nicht lästig zu fallen.
Auch eine medizinisch durchaus begründbare Salzrestriktion (6 g/Tag) kann zu einem geringeren Trinkbedürfnis führen und schließt dann das Anbieten von normaler Brühe aus. Hier wäre natriumarme Brühe eine Alternative.
Auch Alkohol ist in moderater Menge akzeptabel, am besten zum Essen. Für Frauen werden maximal 10 g/Tag empfohlen, was 0,1 l Wein entspricht oder 0,25 l Bier. Für

Männer gilt maximal 20 g/Tag, entsprechend 0,2 l Wein bzw. 0,5 l Bier. Wichtig ist, dass für alkoholische Getränke kein extra Insulin gespritzt werden darf, weil Alkohol eine blutzuckersenkende Wirkung hat und somit Hypoglykämien auslösen kann. Bei Übergewicht sollte daran gedacht werden, dass Alkohol sehr energiereich ist (1 g Alkohol = 30 KJ bzw. 7 Kcal).

6 Notfälle

58. Frage: Welche Notfallsituationen können bei Menschen mit Diabetes mellitus auftreten?

Bei Menschen mit Diabetes mellitus können notfallmäßig insbesondere

- Hypogykämien,
- Hyperglykämien,
- Ketoazidosen

auftreten. Diese Entgleisungen des Diabetes mellitus können für den Betroffenen lebensbedrohlich werden. Zur Vorbeugung und richtigen Erkennung solcher Situationen sind daher Blutzuckerkontrollen erforderlich.

59. Frage: Was ist eine Hypoglykämie?

Eine Hypoglykämie ist beim Diabetiker eine Unterzuckerung mit einem Blutzuckerwert von < 60 mg/dl bzw. 3,3 mmol/l.

Bei Menschen ohne Diabetes mellitus sinkt der Blutzucker (BZ) normalerweise nicht unter 50 mg/dl bzw. 2,8 mmol/l ab. Bei Menschen mit Diabetes mellitus spricht man aus Sicherheitsgründen bereits bei Blutzuckerwerten unter 60mg/dl bzw. 3,3 mmol/l von einer Hypoglykämie.

Die körperlichen Zeichen einer Hypoglykämie können verschieden sein: verwaschene Sprache, Heißhunger, Zittern, Schwitzen, Aggression, Verwirrtheit, Krämpfe und Koma können auftreten. Eine Unterzuckerung kann die Zeichen eines Schlaganfalls oder Krampfanfalls imitieren!

Jede unklare Bewusstseinstrübung bei Diabetikern mit einer Medikation, die einen erhöhten Insulinspiegel im Blut verursachen kann (insulinotrope OAD oder Insulin), muss zunächst als Unterzuckerung gelten und als solche behandelt werden, solange der Klient noch schluckfähig ist! Dabei gilt der Grundsatz: »Erst essen, dann messen!«

Unmittelbar danach ist eine Blutzuckerkontrolle erforderlich zur Bestätigung der Unterzuckerung. Sollte sich herausstellen, dass es nicht die vermutete Hypoglykämie war, die die Veränderung am Klienten ausgelöst hat, wird der BZ und die zugeführte Menge Kohlenhydrat dokumentiert und der Arzt informiert, evtl. der Notarzt, weil die Bewusstseinstrübung dann andere, ernste Ursachen haben kann. Gefahren im Verlauf einer Hypoglykämie sind Unfälle mit Sturzfolgen infolge unzureichender

geistiger Funktionen bzw. durch einen Krampfanfall im Rahmen der Unterzuckerung. Bei Bewusstlosigkeit und unzureichender Schluckfähigkeit kann es zur Aspiration kommen mit der Folge einer Lungenentzündung (Aspirationspneumonie).
Bei langdauernden bzw. sehr häufig wiederholten Unterzuckerungen und bei sehr tiefer Hypoglykämie sind Schädigungen des Gehirns im Sinne einer Demenz nicht ausgeschlossen.

60. Frage: Was tun Sie bei einer Hypogklykämie?

Bei einer leichten Hypoglykämie ist keine Fremdhilfe erforderlich, der Patient kann sich selbst helfen. Ist er dazu nicht mehr in der Lage und braucht – bedingt durch den Unterzucker – Fremdhilfe, so spricht man von einer schweren Hypoglykämie.
Eine Hypoglykämie kann sehr rasch ablaufen. **Nur wenn der Patient noch schluckfähig ist, ist eine nicht-ärztliche Behandlung noch möglich.** Daher sind Therapiemaßnahmen so rasch wie möglich durchzuführen.

Leichte Hypoglykämie

Bei leichter Hypoglykämie gilt aus Sicherheitsgründen: immer **»erst essen, dann messen«.**
Sofern der Patient noch in der Lage ist zu schlucken, sollte er sofort 2–4 BE/KE zu sich nehmen. Am besten in Form von Traubenzucker oder Fruchtsaft. 4 Plättchen Traubenzucker zu 5 g oder 200 ml Fruchtsaft sind 2 BE – Achtung: Hier keine Diätsäfte mit Zuckerersatzstoffen oder -austauschstoffen geben, da diese ja keinen Zucker enthalten und der Blutzucker durch sie nicht angehoben wird! Die Einnahme der BE/KE muss überwacht werden! Dann erst wird der Blutzucker gemessen.
Selbst wenn die Ursache in Wirklichkeit eine Überzuckerung sein sollte, wird diese durch die Zufuhr von Glukose nicht wesentlich verschlechtert werden, während eine Unterzuckerung auf diese Art und Weise rasch behoben werden kann.
Hinweis: Wenn Unsicherheit besteht, ob der Patient schluckfähig ist oder nicht, empfiehlt sich ein Test mit einem kleinen Schluck Leitungswasser. Wenn dies aspiriert würde, bestünde kein wesentlich erhöhtes Risiko für eine Pneumonie, wie es bei anderen Getränken der Fall wäre.

Schwere Hypoglykämie

Falls der Patient nicht mehr sicher schluckfähig bzw. in seinen Reaktionen eingeschränkt ist, sind die folgenden Maßnahmen zu ergreifen:

- Stabile Seitenlage
- Patienten aus der Umgebung verletzungsträchtiger Gegenstände (Heizkörper, Möbel etc.) bringen
- Notarzt (Telefon 112) verständigen
- Blutzuckermessung durchführen
- Nicht versuchen, dem Patienten BE/KE »einzuflößen« – dabei besteht große Aspirationsgefahr!

Bewusstlosigkeit

Wichtigster Merksatz für die Behandlung unklarer Bewusstlosigkeit bei Menschen mit Diabetes mellitus und entsprechender Medikation ist: **Zuerst wie bei einer Unterzuckerung handeln** (siehe oben »Schwere Hypoglykämie«)**!**

61. Frage: Was ist eine Hyperglykämie?

Eine Hyperglykämie ist eine Überzuckerung mit erhöhtem Blutzucker.
Von Hyperglykämie spricht man, wenn der Blutzuckerspiegel den physiologisch normalen Wert von 140 mg/dl bzw. 7,8 mmol/l übersteigt. Je höher der Blutzucker ist, umso wahrscheinlicher sind spürbare Zeichen einer Überzuckerung. Spätestens bei einem Blutzuckerwert über 400 mg/dl bzw. 22,2 mmol/l sind diese auch bei älteren Menschen deutlich spürbar.
Typische Zeichen können sein: Müdigkeit, Konzentrationsschwäche, Schläfrigkeit, neu auftretende Urininkontinenz, vermehrte Fallneigung.
Klassische Symptome der Blutzuckerentgleisung sind große Harnmengen mit der Gefahr eines hohen Wasser- und Salzverlustes sowie entsprechend vermehrtes Durstgefühl und Trinkmengen von drei bis vier Litern pro Tag. Dies kann im Verlauf zur Austrocknung des Patienten mit Kreislaufschwäche bis hin zu Thrombose oder Schlaganfall führen. Es finden sich die Zeichen der Exsikkose, die wiederum Einfluss auf die Geriatrischen Syndrome haben, z. B. Obstipation, Sehschwäche, Verwirrtheit, Sturzneigung, Dekubitus.
Bei der Hyperglykämie entwickeln sich die Symptome und die damit verbundenen Gefahren allmählich, über Stunden und Tage.

62. Frage: Was tun Sie bei einer Hyperglykämie?

Bei Hyperglykämie ist die Flüssigkeitszufuhr mit zuckerfreien (!) Getränken eine Basismaßnahme, die den Gefahren der Exsikkose begegnet und durch »Verdünnung« eine erste Senkung der Blutglukose bewirkt. Die Gabe von Insulin erfolgt nach ärztlicher Maßgabe. Wenn keine Anordnung zur Insulingabe besteht und/ oder der Patient nicht mehr schlucken kann, ist die Meldung an den Hausarzt oder an den ärztlichen Notdienst erforderlich. Dieser wird dann die Insulingabe festlegen und eventuell die Flüssigkeitsgabe, z. B. parenteral, durchführen.

63. Frage: Was ist eine Exsikkose?

Als Exsikkose wird medizinisch die Austrocknung des Körpers durch Abnahme des »Körperwassers« bezeichnet. Sie entsteht aufgrund von Flüssigkeitsmangel.
Flüssigkeitsmangel ist einer der Hauptgründe für Einschränkungen der körperlichen und geistigen Fähigkeiten und Lebensqualität im Alter. Typische Zeichen eines Flüssigkeitsmangels können sein:

- Schwäche
- Trockene Mundschleimhäute
- Erniedrigte Hautspannung (»stehende Hautfalten«)
- Gewichtsverlust
- Schwindel
- Fieber
- Verwirrtheitszustände
- Lethargie bis zur Bewusstlosigkeit
- Krampfanfälle.

Die Trinkmenge bei älteren Menschen sollte mindestens 1,5 Liter pro Tag betragen – besser sind 2 Liter. Manchmal kann sich auch 1 Liter als ausreichend erweisen. Im Einzelfall sollte die sinnvolle Trinkmenge mit dem behandelnden Arzt besprochen und im Dokumentationssystem festgehalten worden sein. Die Festlegung einer Höchstmenge kann insbesondere bei Herz- und Nierenerkrankungen erforderlich sein.

64. Frage: Was ist das Konzept der Flüssigkeitsbilanz?

Eine Bilanz sollte für alle Patienten durchgeführt werden, bei denen die Diagnose Exsikkose schon besteht, der Verdacht auf Verwirrtheit gegeben ist sowie nach ärztlicher Anordnung. Wichtig ist eine Bilanz bei allen Erkrankungen, die für sich schon einen Flüssigkeitsmangel mitbringen oder durch Schwankungen im Flüssigkeitshaushalt zusätzlich destabilisiert werden, wie Herz- und Niereninsuffizienz, anhaltendes Fieber, Durchfall und Erbrechen.
Ziel der Flüssigkeitsbilanzierung ist die Förderung und der Erhalt von Lebensqualität. Normalerweise sollte die Einfuhr um 0–500 Milliliter über der täglichen Ausfuhr liegen, oder es wird ärztlicherseits ein individuelles Bilanzziel gesetzt. Die tägliche Mindesteinfuhr beträgt allgemein – je nach Jahreszeit und Tagestemperaturen – 1–1,5 Liter und kann z. B. bei Herz- und Niereninsuffizienz ärztlich angepasst werden.
Wichtig ist die Absprache einer bestimmten Tageszeit für die Bilanz die sichere Erfassung der gesamten Trink- und Ausscheidungsmenge. Je nach Absprache kann anfänglich an drei Tagen gemessen werden, dann je nach Ergebnis und ärztlicher Anordnung noch weitere Folgetage. Bei regelmäßigem Flüssigkeitsersatz und stabilen Verhältnissen reicht eine Messung pro Woche. Die Dokumentation ist Grundlage für weitere Maßnahmen.

65. Frage: Was sind Ketonkörper?

Ketonkörper entstehen im Stoffwechsel, wenn die Energie nicht mehr über das Verbrennen von Zucker, sondern durch Fettabbau gewonnen wird – also beim Fasten oder bei Insulinmangel. Der forcierte Abbau von Körperfett führt zur Anhäufung von Stoffwechselprodukten, den Ketonkörpern, die nur langsam von den Nieren ausgeschieden werden können und zu einer lebensgefährlichen Übersäuerung des Organismus führen können. Dabei entsteht ein typischer Geruch nach Azeton oder fauligem Obst in der Atemluft der betroffenen Personen.

66. Frage: Was ist eine Ketoazidose?

Eine Ketoazidose entsteht, wenn größere Mengen Ketonkörper das Blut ansäuern und eine lebensgefährliche Stoffwechselentgleisung verursachen. Ursache ist z. B. ein absoluter Insulinmangel beim Typ-1-Diabetes.

Typische Symptome der Ketoazidose sind die Zeichen der Überzuckerung bei gleichzeitig vertiefter Atmung (Azidose-Atmung, Kussmaulsche Atmung), Verwirrtheit, Bauchschmerzen, Übelkeit und Erbrechen. Es kann zur Bewusstlosigkeit kommen.
Aufgrund der leicht entstehenden absoluten Insulinmangelsituation kann bei Patienten mit Typ-1-Diabetes eine Ketoazidose innerhalb von wenigen Stunden (8–24 Stunden) entstehen. Daher sollte bei Typ-1-Diabetikern immer an die Möglichkeit einer Ketoazidose gedacht werden.
Bei Patienten mit Typ-2-Diabetes kommt es nur sehr selten zu dieser Stoffwechselentgleisung, die dann aber auch lebensgefährlich ist. Daher sollte zumindest in potenziellen Insulinmangelsituationen, wie etwa akuten Erkrankungen, auf diese Symptome geachtet werden. Bei Verdacht auf eine Ketoazidose muss mittels eines schnellen Urintests mit Teststreifen die Gefahr einer Ketoazidose abgeschätzt und ein Arzt informiert werden.
Im Falle einer schweren Ketoazidose – die Ketonkörper sind im Urin dreifach positiv (+++) nachgewiesen und weitere Symptome vorhanden – sollte der Notarzt informiert werden.

67. Frage: Was kann man tun, wenn ein Pflegebedürftiger mit Diabetes die Nahrung verweigert?

Hierbei müssen zwei unterschiedliche Situationen unterschieden werden:
1. Die Nahrungsverweigerung vor der Medikamentengabe
2. Die Nahrungsverweigerung nach der Medikamentengabe

Nahrungsverweigerung vor Medikamentengabe

Für diesen Fall ist eine vorsorgliche schriftliche Anordnung durch den Hausarzt wünschenswert. Falls keine ärztliche Anordnung besteht, sollte versucht werden, den Hausarzt zu informieren. Ist dieser nicht erreichbar und auch kein kassenärztlicher Notdienst für diese Zeit eingerichtet (unbedingt dokumentieren!), kann ggf. ein Basalinsulin weiter gegeben werden, da es in etwa dem Basisbedarf des Körpers im nüchternen Zustand entspricht. Die Gabe von mahlzeitenbezogenem (schnell wirkenden) Insulin entfällt.
OAD werden in diesem Fall nicht gegeben, weil die Typ-2-Diabetiker unter oraler Medikation noch über eine für den Basisbedarf ausreichende eigene Insulinsekretion verfügen.

Im Verlauf sollten weitere Blutzuckermessungen im 2–3-stündigen Abstand mit Dokumentation erfolgen.

Nahrungsverweigerung nach Medikamentengabe

Wenn blutzuckersenkende Medikamente oder Insulin schon gegeben wurden und der Klient dann die Nahrung verweigert, muss eine engmaschige, etwa stündliche oder noch häufigere Blutzuckerkontrolle und -dokumentation erfolgen. Dem Klienten sollten regelmäßig kohlenhydrathaltige Alternativen, z. B. in Form von Saft oder Brei, angeboten werden. Auch das Legen einer Magensonde sollte erwogen werden.

Unterschreitet der Blutzuckerwert 80 mg/dl bzw. 4,5 mmol/l ist der kassenärztliche Notdienst zu benachrichtigen. Bei Werten unter 60 mg/dl bzw. 3,3 mmol/l und insbesondere bei einer Bewusstseinseinschränkung des Klienten ist der Notarzt über die Telefonnummer 112 zu rufen.

7 Das Diabetische Fußsyndrom

68. Frage: Was ist das Diabetische Fußsyndrom?

Das Diabetische Fußsyndrom (DFS) ist eine Infektion, Geschwürbildung und/oder Schädigung bzw. Zerstörung tiefen Gewebes im Fuß bei diabetischen Patienten. Es geht einher mit neurologischen Auffälligkeiten und/oder verschiedenen Graden einer peripheren arteriellen Verschlusskrankheit (pAVK).

69. Frage: Welche Ursachen hat das Diabetische Fußsyndrom?

Beim Diabetischen Fußsyndrom handelt es sich um eine Spätkomplikation des Diabetes mellitus.
Es sind zwei grundsätzlich verschiedene Ursachen zu unterscheiden, die auch in Kombination auftreten können: periphere Neuropathie und arterielle Verschlusskrankheit

Periphere Neuropathie (50–60 %)

Ursache ist ein schlecht eingestellter Diabetes mellitus mit dauerhaft zu hohen Blutzuckerwerten oder auch dauerhaft starken Blutzuckerschwankungen.
Ein chronisch erhöhter Blutzucker schädigt sowohl die peripheren Nerven als auch die Muskelschicht der kleinen und mittleren Arterien im Fuß und Unterschenkel.
Die Folgen sind:

- Missempfindungen (Kribbeln, Brennen, »Ameisenlaufen«, heftigster Schmerz)
- Schmerzen treten in Ruhe auf und bessern sich durch Gehen
- Taubheit, schließlich Verlust der Schmerzempfindung an den Füßen
- Lähmung der kleinen Fußmuskeln und als Folge Kontraktur der Zehen
- Wandstarre der Arterien im Unterschenkel- und Fußbereich (gut tastbare Pulse, warmer Fuß!) mit Ernährungsstörung des Fußskeletts und Einbruch des Fußgewölbes (»Charcot-Fuß«).
- Inaktivität der Schweißdrüsen, dadurch vermehrte Hornhautbildung (Hyperkeratose)
- Hohe Infektionsgefahr durch unbemerkte Verletzungen
- Der neuropathisch-infizierte Fuß (feuchte Gangrän): Absterben von tiefen Geweben im Fuß durch Infektion, Sepsis-Gefahr

Arterielle Verschlusskrankheit (10 – 20 %)

Sie betrifft die größeren Arterien des Beines und wird verursacht durch Fettstoffwechselstörung, Hypertonie und erhöhten Blutzucker (s. Frage 7 – Metabolisches Syndrom), oft auch durch Nikotin (»Raucherbein«).

Die Folgen sind:

- Durchblutungsstörungen, dadurch kalte, blasse Zehen und Füße
- Schmerzen, treten beim Gehen auf (»Schaufenster-Krankheit«)
- Sehr schmerzhafter Prozess des Absterbens von Gewebe mit peripherem Beginn (»die letzte Wiese«)
- Trockene Gangrän

Arterielle Verschlusskrankheit (AVK) bei vorhandener Neuropathie (30 %)

Diese Mischform vereinigt die Risiken und Folgen der Peripheren Neuropahtie und Arteriellen Verschlusskrankheit und hat die schlechteste Prognose.

70. Frage: Was ist eine Diabetische Polyneuropathie?

Eine Diabetische Polyneuropathie ist eine Schädigung der peripheren Nerven durch chronisch überhöhte Blutzuckerwerte. So, wie es im peripheren Nervensystem drei verschiedene Nervenfunktionen gibt, kann man auch drei Qualitäten der Nervenschädigung unterscheiden, die unterschiedliche Konsequenzen haben:

Sensible Neuropathie:

- Wegen des reduzierten bzw. aufgehobenen Schmerzempfindens bleiben Verletzungen unbemerkt und führen zu schweren Infektionen der tiefen Gewebe im Fuß, die – nicht rechtzeitig behandelt – eine Amputation zur Folge haben können.
- Infolge gestörter Temperaturwahrnehmung drohen Verbrühungen und Verbrennungen, etwa durch ein zu heißes Fußbad oder zu heiße Wärmflaschen.

Motorische Neuropathie:

- Die Abrollbewegung des Fußes kann gestört sein und zu Gangunsicherheit, Verletzungen und Fehlbelastung führen. Es können Deformierungen entstehen, wie z. B. Hammer- oder Krallenzehen, mit der Gefahr der Fehlbelastung und des Auftretens von Druckschäden.

Autonome Neuropathie:

- Die Schweißdrüsenaktivität geht verloren. In der Folge kommt es zu trockener, rissiger Haut und Hornhautschwielen an belasteten Stellen. Diese Schwielen drücken auf die darunter befindlichen weicheren Gewebe und verursachen dort tiefe, i. d. R. infizierte Ulzera.
- Der Verlust der autonomen Innervation führt zu einer Starre der Gefäße. Diese können auf Wärme oder Kälte nicht mehr reagieren.

71. Frage: Was ist ein neuropathisches Druckulkus?

Aufgrund der Neuropathie können sich an belasteten Stellen tiefer liegende Hautläsionen und Druckgeschwüre, die sogenannten Druckulcera entwickeln – mit bevorzugtem Sitz an der Fußsohle, den seitlichen Fußrändern, zwischen den Zehen und bei Krallenzehen an der Oberseite.
Neuropatische Druckulcera zeichnen sich aus durch:

- verminderte Sensibilität,
- Schwielen,
- schmerzlose Verletzungen,
- warme und rosige Füße,
- tastbare Fußpulse,
- Geschwüre an den Fußsohlen,
- lokale Wassereinlagerungen (Ödeme),
- Begleitinfektionen.

72. Frage: Was sind Rhagaden?

Eine Rhagade durchtrennt als spaltförmiger Riss die Haut. Rhagaden entstehen in der Regel durch eine Überdehnung der betroffenen Hautstellen, besonders wenn die Haut durch Kälte, trockene Luft oder Flüssigkeitsmangel ausgetrocknet und starr ist. Rhagaden findet man besonders im Mundwinkel, an Fingerkuppen, Handrücken oder – wie beim Diabetiker – Füßen. Ihre Heilung ist meistens sehr langwierig, da die Wunden durch Bewegung immer wieder aufreißen und über sie Keime in das darunter liegende Gewebe einwandern.

73. Frage: Wie entsteht ein neuropathisches Druckulkus?

Ein neuropathisches Druckulkus entsteht an besonders belasteten Stellen des Fußes, z. B. unter den Köpfchen der Mittelfußknochen, an der Ferse, am seitlichen Fußrand und an Scheuerstellen zwischen den Zehen bzw. auf den Mittelgelenken von Hammerzehen. Wenn eine Neuropathie besteht, wird der Druck nicht wahrgenommen und die Stelle, die normalerweise sehr schmerzen würde, nicht geschont. Starke mechanische Belastung beantwortet der Körper mit Schwielenbildung. Die Schwiele drückt beim Gehen auf die darunter liegenden weichen Gewebe des Fußes, die absterben und eine Nekrose (Ulkus) bilden. Die Schwiele liegt oft wie ein Deckel über dem schmerzlosen Ulkus. Das Ausmaß der Gewebezerstörung wird erst deutlich, wenn der Arzt die Schwiele abgetragen hat (Debridement). Es ist unvermeidlich, dass über die Schwiele Keime aus dem Schuh in die Nekrose einwandern und dort eine Entzündung verursachen.

74. Frage: Wie ertastet man den Fußpuls?

Die Fußpulse werden am Fußinnenknöchel (Arteria tibialis posterior) und auf dem Fußrücken (Arteria dorsalis pedis) mit dem Zeige- und Mittelfinger ertastet. Diese recht einfache Maßnahme kann einen Hinweis auf eine Durchblutungsstörung – periphere arterielle Verschlusskrankheit (pAVK) – geben bzw. diese ausschließen.

75. Frage: Wie kann man dem Diabetischen Fußsyndrom vorbeugen?

Wichtig bei der Prävention ist die Zusammenarbeit aller Beteiligten: Haus- und Klinikärzte, Diabetesassistentin, Fußpfleger, Orthopädie-Schuhmacher und besonders Pflegende mit Klienten und Angehörigen.
Folgende Maßnahmen und vorbeugende Verhaltensregeln sollten mit dem Klienten oder Personen, die an seiner Pflege beteiligt sind, besprochen und eingehalten werden:

- Fußpflege sicherstellen – das Vorhandensein von geeignetem Werkzeug (z. B. Feilen) sicherstellen, gefährliches Werkzeug (z. B. spitze Scheren, Hornhauthobel) aussortieren und nicht benutzen.
- Niemals Heizkissen und Wärmflasche verwenden.
- Bei Fußbädern: Die Temperatur mit dem Badethermometer kontrollieren (max. 28 °C).

- Bei Verletzungen: Keine Fußbäder durchführen da sie die Haut aufquellen. Auf die gründliche Trocknung der Haut, besonders der Zehenzwischenräume achten!
- Vor dem Verbinden – Wunddesinfektion mit geeignetem Antiseptikum (Polyhexanid, Octenidin).
- Bei Verletzungen: Keine Salben und Cremes in die Wunde einbringen. Die intakte Haut mit geeigneten, harnstoffhaltigen Pflegemitteln eincremen. Keine Fettcremes (z. B. Melkfett, Vaseline) verwenden, da sie die Haut mit Pilz- und bakterieller Flora versiegeln.
- Niemals barfuß laufen.
- Stolperfallen im Zimmer beseitigen.
- Nachtleuchte anbringen, die den Fußboden erhellt, um die Verletzungsgefahr beim Aufstehen nachts zu mindern.
- Auf falsches, altes oder beschädigtes Schuhwerk achten und dies ggf. aussortieren. Mit dem Hausarzt sprechen, wenn das Schuhwerk unpassend erscheint. Woll- oder Baumwollstrümpfe ohne einschnürende Bündchen tragen.
- Schuhe vor dem Anziehen auf Fremdkörper untersuchen.
- Neue Schuhe abends und eine Nummer größer als Empfindung kaufen. Neue Schuhe anfangs nur kurz tragen.
- Die Passform neuer orthopädischer Schuhe muss durch den Arzt nachkontrolliert werden.

76. Frage: Wie oft sollten bei Menschen mit Diabetes die Füße kontrolliert werden?

Die Selbstkontrolle der Füße durch den Klienten bzw. die Kontrolle durch die pflegenden Personen sollte täglich im Rahmen der Körperpflege durchgeführt werden. Über Schwielen, Infektionen und jede Verletzung, und sei sie noch so klein, ist der Arzt zu informieren. Der Klient mit Diabetischer Polyneuropathie benötigt einmal pro Monat eine qualifizierte Fußpflege, am besten durch eine Podologin, zur Entfernung von Schwielen und zur Nagelpflege. Diese Behandlung wird von den Gesetzlichen Krankenkassen übernommen, wenn der Arzt sie verordnet. Von ärztlicher Seite sollte mindestens viermal im Jahr eine Inspektion der Füße vorgenommen werden.

77. Frage: Wie sollte die tägliche Fußpflege aussehen?

Die tägliche Wäsche und Pflege der Füße sowie ihre Inspektion helfen, Schwielen und kleine Verletzungen gleich zu erkennen und angemessen zu behandeln. Nach der Wäsche sollte der Klient die Füße mit einem weichen, gut saugendem Handtuch gründlich trocknen. Dabei besonders auf trockene Zehenzwischenräume achten. Anschließend eine Feuchtigkeit spendende, harnstoffhaltige Creme benutzen. Der Harnstoff hilft, die Feuchtigkeit in die Haut zu transportieren. Gleichzeitig muss darauf geachtet werden, dass sich keine Creme in den Zehenzwischenräumen sammelt. Dort könnte sonst die Haut zu sehr aufweichen und einen idealen Nährboden für Pilze und Bakterien bieten.

Fällt es dem Klienten schwer, die Fußpflege und -inspektion selbst vorzunehmen, sollten Angehörige oder gute Freunde das übernehmen. Wichtig ist die Regelmäßigkeit und Gründlichkeit der Maßnahme.

78. Frage: Der »Risikofuß« – woran erkenne ich ihn?

Hinweise auf eine Nervenschädigung können sein:

- trockene, rissige Haut
- starke Hornhautbildung
- herabgesetztes Empfindungsvermögen
- Taubheitsgefühl
- Kribbeln und Brennen
- Schmerzen in Ruhe

Hinweise auf eine Durchblutungsstörung können sein:

- blasse, bläulich verfärbte Haut
- kalte Füße
- Schmerzen beim Gehen

79. Frage: Welche Begleiterkrankungen können beim Diabetischen Fußsyndrom auftreten?

Im Bein- und Fußbereich kann durch eine periphere arterielle Verschlusskrankheit (pAVK) eine Mangeldurchblutung auftreten, die immer in der äußersten Peripherie beginnt (»letzte Wiese«). Bei vorliegender pAVK sind die Gewebe des Fußes

schlecht ernährt, weshalb Wunden sehr schlecht abheilen und auch stark infektionsgefährdet sind.
Bei einer schweren pAVK muss durch Operation (Gefäßplastik) oder Arterienaufdehnung die Durchblutung verbessert werden, da sonst die Amputation des betroffenen Fußes droht.
Eine weitere häufige Begleiterkrankung ist die Nagelmykose, die Infektion mit Pilzen, die wiederum einer bakteriellen Infektion den Weg bahnen kann. Nagelmykosen sollten daher dermatologisch behandelt werden.

8 Wundbehandlung und Wundauflagen

80. Frage: Welche Besonderheiten weisen Wunden bei Menschen mit Diabetes mellitus auf?

Gegenüber gesunden Menschen haben diabetische Klienten eine verzögerte Wundheilung, häufig Schmerzlosigkeit und eine erhöhte Infektionsrate. Auf folgende Symptome der Ausbreitung der Entzündung ist bei Diabetikern besonders zu achten:

- Zunehmende und sich ausbreitende Rötung
- Schwellung
- Schmerz
- Überwärmung
- Bewegungseinschränkung
- Zunahme der Wundgröße oder -tiefe
- Fieber
- Verschlechterung des Zuckerstoffwechsels

81. Frage: Wie sieht die Wundbehandlung aus?

Die Wundbehandlung beim diabetischen Ulkus besteht aus Wundreinigung, Infektionskontrolle, Druckentlastung und phasengerechter Wundbehandlung.

Basismaßnahme ist die Wundreinigung und die Entfernung nekrotischen, d. h. abgestorbenen Gewebes. Diese Säuberung erfolgt bis zum Wundgrund und geschieht am wirksamsten mittels chirurgischen Debridements. Sie kann ergänzt werden durch enzymatisches Debridement (Enzymanwendung) oder durch das sehr wirksame Einsetzen von Maden der Fliege *Lucilia sericate*.

Nur bei sich ausbreitender Infektion ist eine systemische Antibiose erforderlich. Lokale Antibiotika sind kontraindiziert wegen mangelnder Wirksamkeit und rascher Resistenzentwicklung.

Die Druckentlastung erfolgt je nach Ulkussitz und Ausmaß durch Bettruhe, Rollstuhl, Orthese oder Entlastungsschuh.

Zur Wundversorgung stehen je nach Wundheilungsphase Alginate, Hydropolymerschäume, Hydrogele oder Fettgaze zur Verfügung (siehe Fragen 87 bis 93).

Weitere wesentliche Grundprinzipien der Wundbehandlung bei Diabetes mellitus sind Stoffwechsel-Optimierung, Kreislaufstabilisierung und Klärung einer ausreichenden peripheren Blutzirkulation.

82. Frage: Welche Voraussetzungen braucht die Wundheilung?

Für eine Wundheilung sind drei wesentliche Faktoren unabdingbar:
1. Feuchtigkeit
2. Wärme
3. Wundruhe

Ein guter Ernährungszustand bei erhöhtem Bedarf an Eiweiß, Vitamin C und Zink.

83. Frage: Welche Wundheilungsphasen gibt es?

Es gibt fünf Phasen der Wundheilung:
1. Hämostase oder Phase der Blutstillung
2. Exsudative Phase, auch Reinigungsphase oder Inflammationsphase genannt
3. Granulationsphase oder Proliferationsphase
4. Reparative Phase oder Epithelisierungsphase
5. Maturationsphase oder Phase der Narbenbildung

84. Frage: Was muss bei Nekrosen und Belägen getan werden?

In einer chronischen, nekrotischen oder belegten Wunde kann keine Wundheilung stattfinden. Durch ein chirurgisches Debridement – dem Entfernen der Nekrosen aus der Wunde mittels Skalpell oder sog. scharfem Löffel – muss ein Wundgrund aus vitalem Körpergewebe freigelegt werden. Von diesem kann dann eine Heilung ausgehen.

85. Frage: Welche Fehler werden bei der Fußpflege und -behandlung häufig gemacht?

Leider werden bei der Fußpflege oft noch scharfe Gegenstände wie Hornhauthobel oder Scheren verwendet. Damit ist die Verletzungsgefahr besonders hoch. Außerdem nutzen viele Klienten heiße Fußbäder, Wärmflaschen oder -kissen, die zu Verbrennungen führen können. Durch die herabgesetzte Temperaturempfindlichkeit, der neuropathisch bedingten Schmerzunempfindlichkeit, besteht Verbrennungs- bzw. Verbrühungsgefahr, ebenso wie durch die Wandstarre der Gefäße (autonome Neuropathie), die eine adäquate Ableitung der Wärme aus dem Fuß verhindert.

Auf keinen Fall dürfen für die Behandlung von Hornhautschwielen beim diabetischen Fuß Hühneraugen-Pflaster oder -tinkturen angewandt werden!
Eine regelmäßige, spezielle medizinische Fußpflege durch den Podologen ist zu empfehlen, damit die Füße von geschultem Fachpersonal begutachtet und Veränderungen und Verletzungen schnell erkannt werden.

86. Frage: Welche Kriterien gibt es bei der Verbandsauswahl?

Durch die Auswahl eines geeigneten Verbandsmaterials kann die Versorgung der Wunde optimiert und rationalisiert und dadurch die Wundheilung gefördert werden. Alle erhältlichen Wundverbände zielen darauf ab, die genannten Heilungsbedingungen so gut als möglich zu schaffen:

- durch Exsudatbindung bei sezernierenden, also Sekret absondernden Wunden oder Flüssigkeitsabgabe bei zu trockenen Wunden,
- durch Abschirmung der Wunde nach außen und Schutz vorm Eindringen von Bakterien;
- die Bestandteile des Verbandes selbst dürfen die Wundheilung nicht beeinträchtigen.
- Die meisten Wundauflagen benötigen einen Sekundärverband. Dafür eignet sich Polyurethan-Folie, die nach außen »atmet«, die Wunde aber vor Keimbesiedlung schützt.

87. Frage: Welche Verbände gibt es für geringe Wundsekretion?

In der Exsudationsphase mit geringer Wundsekretion sind Polymerschäume, Hydrogele oder Hydrofaser-Verbände zu empfehlen.

88. Frage: Welche Verbände gibt es für mäßige bis starke Wundsekretion?

Bei mäßiger bis starker Exsudation sind Alginate und Hydrofaserverbände wegen ihrer guten Resorptionsfähigkeit verwendbar oder silberhaltige Wundauflagen bzw. -tamponaden (Silber-Aktivkohle) zur lokalen Infektabwehr.

89. Frage: Was sind Alginate?

Alginate sind aus Meeresalgen gewonnene Faserplatten für die Wundauflage. Über den Austausch von Ionen besitzen sie eine große Resorptionsfähigkeit und sind bei Wunden mit sehr starker Exsudation indiziert.

90. Frage: Was sind Hydrofasern?

Hydrofasern sind aus Carboxymethylzellulose hergestellt. Sie sind Verbandsstoffe mit hoher Aufnahmekapazität für Wundsekret. Dadurch eignen sie sich für Wunden mit (mittel-)starker Exsudation. Durch Anfeuchten mit Ringer-Lösung oder unter zusätzlicher Anwendung von Hydro-Gel können sie aber auch zur Behandlung von zu trockenen Wunden dienen.

91. Frage: Welche keimreduzierenden Wundauflagen gibt es?

Silberhaltige Wundauflagen (Aquacel Ag, Suprasorb C) bzw. Aktivkohle-Wundauflagen mit oder ohne Silber (z. B. Actisorb silver) führen bei infizierten Wunden zur Keimreduktion.

92. Frage: Wie vermeidet man das Verkleben des Verbandes mit der Wunde?

Man deckt die gereinigte Wunde mit Fettgaze oder mit Polyuretanfolie ab.

93. Frage: Welche feuchtigkeitsspendenden Verbände gibt es?

Hydrogele vermögen bei trockenen Wunden das für die Wundheilung nötig feuchte Milieu herzustellen. Sie bestehen aus hydrophilen Polymeren wie Polyethylenoxid oder Hemizellulose, die einen Wasseranteil von ca. 90 % halten können. Damit können trockene Wunden rehydriert werden.

9 Qualität und Dokumentation

94. Frage: Was ist eigentlich »Qualität«?

Eine allgemeingültige Definition von Qualität lautet: »Qualität ist die Gesamtheit von Merkmalen einer Einheit bezüglich ihrer Eignung, festgelegte und vorausgesetzte Erfordernisse zu erfüllen.« (ISO 8402)

95. Frage: Was sagt der Gesetzgeber in Bezug auf festgelegte und vorausgesetzte Qualitätserfordernisse?

Pflegeeinrichtungen, die im Rahmen eines Versorgungsvertrages mit der Pflegekasse Dienstleistungen anbieten, finden verbindliche Aussagen über Qualität im:

- § 113 Sozialgesetzbuch (SGB) – Elftes Buch (XI) – Soziale Pflegeversicherung – SGB XI (letzte Änderung durch: Art. 3 G vom 30. Juli 2009 [BGBl. I S. 2495])
- Artikel 1 »Gesetz über das Wohnen mit Assistenz in der Pflege in Einrichtungen (Wohn- und Teilhabegesetz – WTG)« des Gesetzes zur Umsetzung der Föderalismusreform auf dem Gebiet des Heimrechts und zur Änderung von Landrecht (vom 18. November 2008)

Gemäß § 113 SGB XI »Maßstäbe und Grundsätze zur Sicherung und Weiterentwicklung der Pflegequalität« müssen alle zugelassenen Pflegeeinrichtungen ein Qualitätsmanagement nachweisen, das auf eine stetige Sicherung und Weiterentwicklung der Pflegequalität ausgerichtet ist. Der Spitzenverband der Gesetzlichen Krankenversicherungen hat im Juni 2009 unter Beteiligung des Medizinischen Dienstes des Spitzenverbandes Bund der Krankenkassen (MDS) Richtlinien als Mindestanforderungen für die Prüfung der in Pflegeeinrichtungen erbrachten Leistungen und deren Qualität sowie für das Verfahren zur Durchführung von solchen Prüfungen im Bereich der sozialen Pflegeversicherung beschlossen und veröffentlicht (Qualitätprüfungsrichtlinien-QPR).

Der § 113a SGB XI »Expertenstandards zur Sicherung und Weiterentwicklung der Qualität in der Pflege« verpflichtet Pflegeeinrichtungen, Expertenstandards zu berücksichtigen bzw. die dort beschriebenen Qualitätsniveaus nachweisbar anzustreben. Die Expertenstandards legen das Qualitätsniveau auf nationaler Ebene zu zentralen Problemen in der Pflege wissenschaftlich begründet fest und beschreiben den aktuellen Stand der »Semiprofession« Pflege. Das Deutsche Netzwerk für Qualitätsentwicklung in der Pflege (DNQP) ist ein bundesweiter Zusammenschluss von Fachkollegen und -kolleginnen und steht im kontinuierlichen Fachdialog über Qualitätsfragen mit europäischen Organisationen und Initiativen und kooperiert mit dem Deutschen Pflegerat, dem Zusammenschluss der Berufs- und Fachverbände in der Pflege. Folgende Expertenstandards wurden vom DNQP (bis 01/2010) veröffentlicht:

- Dekubitusprophylaxe in der Pflege
- Sturzprophylaxe in der Pflege
- Entlassungsmanagement in der Pflege
- Pflege von Menschen mit chronischen Wunden
- Förderung der Harnkontinenz in der Pflege
- Schmerzmanagement in der Pflege
- Ernährungsmanagement zur Sicherstellung und Förderung der oralen Ernährung in der Pflege

Der §7 »Allgemeine Anforderungen, Befreiungen« im allgemeinen Teil des WTG beschreibt zahlreiche Voraussetzungen, unter denen eine Betreuungseinrichtung betrieben werden darf. Absatz 1: »Eine Betreuungseinrichtung darf nur betrieben werden, wenn der Betreiber und die Einrichtungsleitung [...] Nr. 5: ein Qualitätsmanagement betreiben, das mindestens umfasst:

a) eine Beschreibung der Qualitätsziele,
b) eine verbindliche Festlegung von Aufgaben, Verantwortlichkeiten und Maßnahmen für die Entwicklung und Sicherung von Qualität,
c) ein verbindliches Konzept für die Weiterbildung der Beschäftigten,
d) eine Beschreibung der Kernprozesse des Betriebs der Einrichtung,
e) eine Auswertung des Verfahrens zur Bearbeitung der Beschwerden und
f) eine geeignete Dokumentation der Maßnahmen.«

96. Frage: Welche Aspekte hat Qualität?

Für Qualität gilt grundsätzlich:

- **Sie muss objektiv messbar und zielgerichtet sein.** Die Anforderungen bzw. der Maßstab, an den Qualität gemessen werden, sind für jegliche Qualitätsbeurteilung grundlegend. Jede Pflegeeinrichtung muss gesetzlichen, normativen (WTG, SGB XI.) und pflegefachlichen/professionellen Anforderungen (Dokumentation, Expertenstandards,...) entsprechen und hat die Aufgabe, anhand diesen entsprechende Ziele/Ergebnisse zu formulieren.

- **Sie erfordert Praxistransfer.** Jede Pflegeeinrichtung beschreibt ihre eigenen innerbetrieblichen Prozesse und entwickelt für die Erreichung und Sicherung der angestrebten Qualitätsziele verbindliche Arbeits- und Verfahrensanweisungen (im Sinne von Denkstützen und Einarbeitungsinstrumenten), die angewendet werden müssen. Die korrekte Umsetzung der festgelegten Verfahren und die Zielerreichung werden regelmäßig überprüft. Bei Bedarf werden Prozessabläufe angepasst, bis die Qualitätsziele erreicht sind.

Qualität wird in den MDK-Erhebungsbögen zur Prüfung der Qualität nach § 114 SGB XI und in den Expertenstandards vom DNQP in drei Aspekte unterteilt:

- Strukturqualität
- Prozessqualität
- Ergebnisqualität

Strukturqualität beschreibt die Bedingungen die gegeben sein müssen, um das formulierte Ergebnis/Ziel zu erreichen (z. B. Kenntnisse, Fähigkeiten, bauliche und technische Rahmenbedingungen, Qualifikationen, Hilfsmittel).
Hier ein Beispiel aus dem Expertenstandard Dekubitusprophylaxe in der Pflege (3. Ebene):
Stukturqualität 3a: »[...] die Pflegefachkraft verfügt über die Kompetenz, geeignete druckreduzierende Hilfsmittel auszuwählen.«
Prozessqualität erläutert das praktische Vorgehen, um den Strukturbereich in Handlung umzusetzen und zu dem geplanten Ergebnis/Ziel zu kommen.
Expertenstandard, Prozessqualität 3: »[...] wendet die geeigneten druckreduzierenden Hilfsmittel an, wenn der Zustand des Patienten/Betroffenen eine ausreichende Bewegungsförderung bzw. Druckentlastung nicht zulässt.«
Ergebnisqualität beschreibt das angestrebte Ergebnis/Ziel.
Expertenstandard, Ergebnisqualität 3: »Der Patient/Betroffene befindet sich unverzüglich auf einer für ihn geeigneten druckreduzierenden Unterlage, druckreduzierende Hilfsmittel werden unverzüglich angewendet.«

97. Frage: Was sagt der Gesetzgeber über die Dokumentation?

Gemäß §28 WTG »Dokumentationspflichten« hat der Betreiber »[...] seine Tätigkeit zu dokumentieren«. Es müssen Aussagen getroffen werden über die bauliche Struktur des Betriebes, über die Mitarbeiter und deren Qualifikation, Tätigkeiten und Arbeitszeit, die Namen aller Bewohner inkl. des quartalsweise zu ermittelnden Pflege- und Betreuungsbedarfs, die Umsetzung der individuellen Pflegepläne, freiheitsbeschränkende und freiheitsentziehende Maßnahmen einschließlich Verfahrensanweisung, die Verwaltung von Geldern, das Medikamentenmanagement und die Unterweisung von Mitarbeiter/innen über den sachgerechten Umgang mit Arzneimitteln.«

Laut § 9 WTG » Anzeige-, Aufzeichnungs-, und Aufbewahrungspflichten« Absatz 4, hat der Betreiber (die Pflegeeinrichtung) zu dokumentieren, dass und wie er die gesetzlichen Anforderungen an der Einrichtung erfüllt.

98. Frage: Welche Bedeutung hat die Pflegedokumentation?

Auf den Punkt gebracht:
»Wenn der Pflegedokumentation auch mehrere Funktionen zugeschrieben werden, so besteht ihre primäre Aufgabe darin, **als interprofessionelles und möglichst auch berufsgruppenübergreifendes Informationsmedium zur Weitergabe, Koordination und Sicherung der Kontinuität einzelner Pflegehandlungen zu dienen.** Alle anderen Funktionen der Pflegedokumentation – als Leistungsnachweis, als juristischer Nachweis, als Nachweis professionellen Handelns oder als Element der Qualitätsprüfung – sind dieser primären Funktion nachgeordnet. **Wenn eine Dokumentation ihrer Rolle als Informationsmedium gerecht wird, dann sollte sich die Erfüllung der weiteren ihr zugeschriebenen Funktionen daraus ergeben.«**[1]

99. Frage: Was muss beim Umgang mit der Pflegedokumentation beachtet werden?

Grundsätzlich sind die jeweiligen innerbetrieblichen Verfahrensanweisungen einzuhalten. Natürlich gibt es allgemein verbindliche Dokumentationsregeln. Diese sind

---

1 Bartholomeyczik, S./Halek, M./Hunstein, D. et al.: Pflege Zeitschrift 3-2007, S. 146

allgemein bekannt und werden in der Regel auch eingehalten. Es dürfen z. B. keine freien Reihen im Pflegebericht übrig bleiben, die Eintragungen müssen »dokumentenecht« sein, also dürfen keine Bleistifte zum Schreiben verwendet werden.

Tatsächlich wichtig an der Dokumentation aber ist, dass sie als Informationsplattform dient. In der Praxis stößt das oft auf Schwierigkeiten und führt zu einer Art »Dokumentationswahn«. Pflegepersonen sollten sich bitte stets vergegenwärtigen, dass sie nicht dokumentieren müssen, um irgendjemandem (in der Regel dem MDK) etwas zu beweisen. Es geht vielmehr darum, pflegerelevante Informationen an andere am Pflegeprozess beteiligten Personen weiterzugeben. Folgende kurze Beschreibung könnte hilfreich sein:

Eine Dokumentation ist dann eine Unterstützung im Pflegeprozess, wenn sich eine dritte Person (z. B. eine Vertretung) anhand der Informationen und Beschreibungen im Dokumentationssystem ein umfassendes Bild (Einschätzung) von der pflegebedürftigen Person machen und den Pflegeplan bei gleichbleibender Pflegequalität umsetzen kann, ohne nachfragen zu müssen.

Diese **Leitfragen** sollen Pflegepersonen als Reflexionsleitfaden dienen:

- Finden sich alle relevanten Informationen zur jeweiligen Pflege-Betreuungssituation im Dokumentationssystem wieder?
- Ist erkennbar, wer für was verantwortlich ist?
- Sind Abweichungen vom Pflegeplan im Pflegeprozessbericht ersichtlich und werden auch die Begründungen, Entscheidungen und Entwicklungen dokumentiert?
- Sind die Anforderungen im Pflegeplan an die Pflegepersonen oder an andere Beteiligte im Pflegeprozess so konkret beschrieben, dass gehandelt werden kann bzw. Handlungen abgeleitet werden können?
- Sind die Formulierungen kurz, präzise und konkret?
- Ist es ersichtlich, welche Prioritäten die pflegebedürftige Person im Pflegeprozess (auch selbst bestimmt) hat?
- Ist aus dem Pflegeprozessbericht die Entwicklung der Persönlichkeit, Selbständigkeit, des Wohlbefindens und die Entwicklung von Gesundheit/Krankheit abzulesen?
- Werden Informationen gezielt gesammelt (Biografie, Anamnese, Assessment-Daten, Vitalparameter)?
- Ist der Pflegeplan das Ergebnis einer vorausgegangenen Pflegebedarfserhebung/Pflegediagnostik?
- Begründen Sie grundsätzlich Ihre fachlichen Einschätzungen?
- Nutzen Sie Pflegediagnosen zur Beschreibung der Pflegephänomene im Pflegeplan?

- Ist aus dem Pflegeprozessbericht ersichtlich, dass Sie mit Ärzten und anderen am Pflegeprozess beteiligten Personen kooperieren und Informationen austauschen?

100. Frage: Was ist wesentlich für eine erfolgreiche Qualitätsentwicklung?

- Alle im Betrieb wollen Qualitätsverbesserung/-sicherung.
- Die Qualitätsziele sind allen bekannt und werden von allen verstanden und akzeptiert.
- Alle Akteure werden aktiv beteiligt.
- Es sind angemessene Rahmenbedingungen und Ressourcen (materielle, personelle, strukturelle und zeitliche) geschaffen.
- Motivation der Akteure und Anerkennung für gute Leistung.

Literatur

Biesalski, K. (Hrsg.): Ernährungsmedizin, 1999, Thieme-Verlag

Bruns, W. und Fiedler, H.: Insulintherapie bei Typ 2-Diabetes (2004), Uni-Med Verlag AG

Gallwitz, B.: GLP-1 als Therapieprinzip bei Typ 2-Diabetes: Inkretin-Mimetika und DPP-4-Inhibitoren (2006), Uni-Med Verlag AG

Hauner et al.: Hochrechnung von Daten aus dem Kreis Heinsberg 1998/99, DMW 125 (2000) S. 655–659 und Med. Klein. 95 (2000) S. 608–612

Hader, C. und Gräf-Gruß, R.: DDG Praxis – Leitlinie Diabetes mellitus im Alter, Diabetologie 2009; 4 : S 177–S 182

Kasper, H.: Ernährungsmedizin und Diätetik (2000), Urban & Fischer

Kriegstein v., E.: Insulintabelle (Stand Dez. 2008), Diabetes, Stoffwechsel und Herz, Bd. 18, 1/2009

Laube, H.: Insulinresistenz (2001), Uni-Med Verlag AG

Leitlinie Diabetes mellitus im Alter der DDG und DGG 2004

Leitlinie Enterale Ernährung der DGEM und DGG: Ernährungszustand, Energie- und Substratstoffwechsel im Alter; Aktuel Ernaehr Med 2004; 29: 190–197

Lenzen-Großimlinghaus, R.: Ernährungstherapie im Alter: Einflussmöglichkeiten bei guter Gesundheit und Krankheit Aktuel Ernaehr Med 2004; 29 : 319–322

Lochs, H.: Leitlinie Enterale Ernährung Aktuel Ernaehr Med 2003: 28, Suppl 1: S 1–S 120

Mutschler et al.: Arzneimittelwirkungen, Wissenschaftliche Verlagsgesellschaft mbH Stuttgart, 2008

»Rote Liste« 2009, Verlag Rote Liste Service GmbH

Sieber, C. C.: Frailty: Ein geriatrisches Syndrom im Fokus der Ernährungsmedizin, Aktuel Ernaehr Med 2009; 34 : 69–73

Schatz, H. (Hrsg.): Diabetologie kompakt 2006, Thieme-Verlag

Toeller, M. Evidenz – basierte Ernährungsempfehlungen zur Behandlung und Prävention des Diabetes mellitus, Diabetes und Stoffwechsel 14/2005, S. 75–94

Volkert, D.: Körperzusammensetzung im Alter, Aktuel Ernaehr Med 2004; 29 : 69–77

Volkert, D.: Ernährungszustand, Energie- und Substratstoffwechsel im Alter, Akt. Ernährungsmedizin 4, Bd. 29, 2004

Volkert, D.: Ernährung von Senioren, Aktuelles Handbuch zu Prophylaxe und Therapie ernährungsbedingter Erkrankungen (Hrsg. O. Adam), Spitta-Verlag 2005

Register